老老书法鉴赏

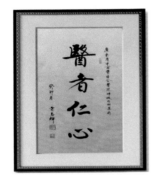

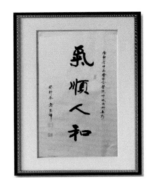

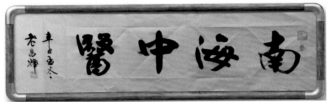

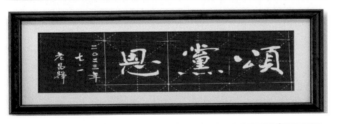

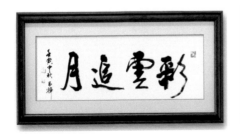

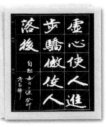

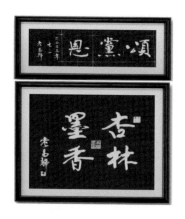

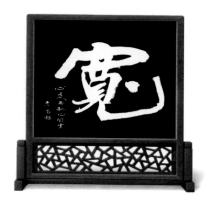

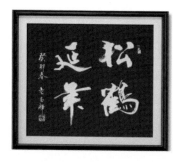

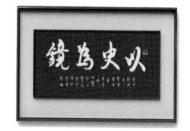

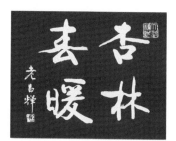

老老悬壶

——名老中医老昌辉学术经验集

主审 老昌辉

主编 梁可云　戴　勇　曾崎冈

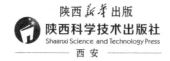

陕西新华出版

陕西科学技术出版社

Shaanxi Science and Technology Press

—— 西安 ——

图书在版编目(CIP)数据

老老悬壶：名老中医老昌辉学术经验集／梁可云，戴勇，曾崎冈主编. —西安：陕西科学技术出版社，2024.5
ISBN 978 - 7 - 5369 - 8920 - 7

Ⅰ.①老… Ⅱ.①梁… ②戴… ③曾… Ⅲ.①中医临床 - 经验 - 中国 - 现代 Ⅳ.①R249.7

中国国家版本馆 CIP 数据核字(2024)第 070430 号

老老悬壶——名老中医老昌辉学术经验集

LAOLAOXUANHU——MINGLAOZHONGYI LAOCHANGHUI XUESHU JINGYANJI

主审　老昌辉

主编　梁可云　戴　勇　曾崎冈

责任编辑	潘晓洁
封面设计	朵云文化

出 版 者	陕西科学技术出版社
	西安市曲江新区登高路 1388 号陕西新华出版传媒产业大厦 B 座
	电话(029)81205187　传真(029)81205155　邮编710061
	http://www.snstp.com
发 行 者	陕西科学技术出版社
	电话(029)81205180　81206809
印　　刷	广东虎彩云印刷有限公司
规　　格	710mm×1000mm　16 开本
印　　张	10.75　　2 插页
字　　数	171 千字
版　　次	2024 年 5 月第 1 版
	2024 年 5 月第 1 次印刷
书　　号	ISBN 978 - 7 - 5369 - 8920 - 7
定　　价	68.00 元

《老老悬壶——名老中医老昌辉学术经验集》
编委会

主　审　老昌辉

主　编　梁可云　戴　勇　曾崎冈

副主编　施文杰　黄　菊

编　委　（按姓氏笔画排序）

卢　洁　吕舒雯　刘小丰　刘超灵

许莎莎　陈嘉平　林纯旋　骆嘉俊

徐飞龙　蔡红梅　谭家亮

老 老 话

悬壶一词，源于《后汉书·方术列传》，传说名医费长房有一次看到一位竹杖上挂了葫芦的老人（即壶翁）在集市中卖药，当天黑散街之后，壶翁就跳入葫芦中，当时只有他一人看到，觉得很奇怪，为了弄清壶翁的来历，便以酒款待，壶翁知道来意后，便请他隔日再来。当他再来时，壶翁邀他一起进入葫芦中，只见大厅布置得整齐华美，佳肴满桌，他立刻拜壶翁为师，学习医术与修仙之道。几年后，费长房艺满后，也开始悬壶济世行医。自此后人将行医爱称为悬壶，医生或诊所的贺词无一例外不是悬壶济世。记载虽语涉传奇，但若揭其神诞外衣，不难知悬壶一词实际是代表医术高超的美誉。老翁悬的究竟是什么"壶"？对于这个疑问，古籍典著大都语焉不详，后经考证此"壶"即葫芦。《诗经·七月》中有："七月食瓜，八月断壶。"这个被断（即摘）下来的"壶"就是葫芦。

其实葫芦并不仅仅只是一种象征意义，医家挂葫芦还有更深层次的含义：一是向世人表明其"悬壶济世"之宏愿；二是看重葫芦本身的实用价值：用葫芦保存药物确实比其他的容器（如铁盒、陶罐、木箱等）更好，如唐代药王孙思邈采药时就必挂一个葫芦，因为葫芦除了能盛药，本身也可为药，能医治很多疾病。

所以说学中医，七分医道，三分医术，所谓悬壶，一则济世以术，二则以道御术。时常看到只懂点医术而不懂医道的人，似懂非懂，一知半解而指手画脚，见病就治，那危害更是大。

本人自学中医算起，已经近50年了。回顾自己的学习经历，可以说五味杂陈，蹉跎多年，经历曲折，先苦后甜。也曾多次自嘲道："愚生逢饥馑之年，初遭'文革'之乱，处贫寒之际，抱羸弱之躯，自龆龀至弱冠，学无所专。"及至后来，上学，毕业，分配工作，最主要的还是靠自学和探索。本书主要收录了我多年临床实践经验及理法方药辨证运用体会，计5章10余万字。虽未能尽善尽美，亦可大体反映出我的学术思想之梗概。予素不尚空谈，临证时确有实效者，方敢笔之于书，以供借鉴，望有助于后学之士成长。

2023 年 11 月

序　言

　　中医理论源于实践，精深璀璨，治病救人，潜力无限。而名老中医理论则是将中医药学基本理论、前人经验与临床实践相结合，是解决临床疑难问题的典范，代表着中医学术和临床发展的最高水平。名老中医的学术思想和临证经验是中医药学术精粹的集中体现，与浩如烟海的中医古籍文献相比，更加鲜活，实用性更强，是中医药学这个伟大宝库中的一笔宝贵财富。要让其得以继承，并发扬光大，开展名老中医学术思想、经验传承研究具有十分重要的意义。名老中医学术思想、临证经验研究，是中医继承工作最重要的组成部分。继承是我们首先需要做好的重要的基础工作，继承是为了更好地创新，继承是创新的基础和前提。如果不能很好地继承，创新就会成为无源之水。

　　老昌辉教授近50年悬壶济世，坚持"仁心第一，医德至上"的准则，其学识渊博，勤于实践，辨证论治，遣方用药，严谨精练，经方时方，择善从之，融会贯通，灵活达变，积累了丰富的临床经验，学古不泥，敢于创新，临证胆大心细，屡起沉疴大疾，疗效显著，活人无数。老昌辉教授治学严谨，学贯中西，博采众长，擅长以中医诊治慢性呼吸系统疾病及内外妇儿杂病，并形成了较为完整的临证思维方法。由于在医、教、研方面做出了一定贡献，为此也成为第五批全国老中医药专家学术经验继承工作指导老师、广东省名中医和邓铁涛中医医学奖获得者。近几年来，传承带徒，学术交流，把医门传薪视为天职，把个人临床经验和学术思想，毫不保留地传授给后辈。

　　《老老悬壶》之名，意在读书明理，勤于临证，探无止境。然中医药学博大精深，穷尽毕生之力也未必能登堂入室，窥其奥妙。但书中一方一药，均理论联系实践，学术上的一孔之见，均力求说必尽理，语必证实，效必有验。全书以紧密结合临床，面向临床实用为宗旨，所辑录的老昌辉教授的内外妇儿诸病中西医诊治思路、应用经验以及医案心得体会，不仅有对各类内科杂症的认识、运用、经验，还有许多在长期临床实践中积累的，对传统中药方剂的拓展应用，颇多独到发挥，能很好地启迪读者的用药思路。

第六批全国老中医药专家学术经验继承工作指导老师
国家重点研发计划首席科学家
吴阶平医药创新奖获得者
岐黄学者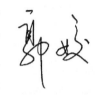
广东省名中医
广东药科大学原校长
广东省中西医结合学会会长
2023 年 10 月

编 者 话

老昌辉教授是第五批全国老中医药专家学术经验继承工作指导老师，吾辈有幸拜其门下，随侍学习。老教授精研医典，博极医源，深得《内经》《伤寒》之精华，孜孜不倦，从事临床工作近 50 载。致力于中医治法治则与方药配伍的研究，心得颇丰，建树甚多。老教授熟悉古今之名方，对"证"的适应，"药"的主从，"方"的配伍和临床引申活用有较深造诣。

老教授医德高尚，医术精湛，尤擅长肺系疾病及疑难杂症的诊治。勤于实践，善于总结，积累了丰富的临床经验，既不囿古，也不标新立异，而以简便灵验著称。

在长期的临床实践中，老教授始终本着严谨治学的态度，细读古今资料，结合病情实际，思考治疗方法。凡遇典型医案，必作详细记录，总结思路经验，改进用药，提高疗效，心有所悟，逐渐形成了自己独特的理论体系。

跟诊之余，老教授一直教导我们："学问之道，不掠人美，不炫己功，实事求是，不作虚假，遵循科学，方是风正、品正；学问之道，孜孜不倦，不求近功，滴水石穿，锲而不舍，循序渐进，方是路正、行正；学问之道，边干边学，践理合一，遇难即钻，受困不止，不向浮夸，方是意正、志正；学问之道，明确方向，确立目标，为人解悬，为世求益，不计名利，方是标正、目正；学问之道，博闻强记，细大不捐，聚沙成塔，集腋成裘，勤问多记，方是法正、方正。"

吾辈多年来一直谨记着老教授的教诲，在随后的临床工作中，一直践行着老教授的经验，对老教授的每条经验都加以临床验证，其经验和验方学生们每每用于临床都效如桴鼓，屡试不爽。多年的临床实践，足以说明老教授的经验是易教易学、可传可承的。吾辈不揣浅陋，始终心怀敬畏之心，不敢有半点虚假或马虎，潜心努力，终将老教授的经验整理成《老老悬壶——名老中医老昌辉学术经验集》一书。此书由5个部分组成，其中专病论治16节、医方应用13节、医案实录50例，从中可窥见其临床经验体会和理法方药辨治思路。老教授临证主张中西医结合，本书所述内容真实地反映了他的这一学术观点。然终因水平所限，其中定有不妥之处，敬望读者提出宝贵意见，以待日后改进。

编者

2023 年 11 月

目　　录

第一章　名医之路

杏林耕耘，　朝花夕拾

在波澜壮阔的人类历史进程中，在中华民族繁衍昌盛的历程中，中医学发挥着保驾护航的作用。所谓不成良相，便为名医。古之善为医者，上医医国，中医医人，下医医病；进则救世，退则救民；不能为良相，亦当为良医。温古而鉴今，虽然每位中医学大家的成才方式和成才路径不尽相同，但认真思考历代中医名家的成才、成名路径，对于当今中医人才的成长将大有裨益。本章旨在集中展示老昌辉教授的名医风采，使杏林学子得以明其志而奋发博学，感其道而笃行致远。

老昌辉，不仅在佛山是一个"异数"，甚至在全省、全国的医疗卫生界可能都是极其"另类"的存在。论教育背景，老昌辉毕业于佛山卫生学校，最后学历为大专；论职称，为主任中医师。这不禁让人想起国宝级人物启功大师，启动只有中学学历，但涉猎广泛，成就斐然，被人称为国学大师，他的书法自创一格，名满天下，被称为"当代王羲之"，但这些头衔他一概不认，他只承认自己是一名普通教师。老昌辉也是亦然。他淡泊名利，不追求职称，自信地领导着广东省中西医结合医院。把有着上百名高级职称的医护人员团队里管理得井井有条，享有崇高威望。他为人旷达、心地宽厚，他是南海中医文化泰斗，更是谦谦君子。追寻他的成长足迹，耐人寻味。

读一本大书

老昌辉世居南海九江。这座美丽的小镇历史文化积淀深厚，人文荟萃、英才辈出。明清至民国以来，文风鼎盛的九江镇杏林人物层出不穷，德行高尚、医术精湛、悬壶济世的大医、名医，难以胜数。譬如，有400多年历史的广州陈李济制药厂创办人之一陈体全，在广州创办"仁寿堂"药行的何侯宗，骨伤名医何竹林，广东省名中医、原广东省中医院院长岑泽波教授等，都是南海九江镇人。

老昌辉出生于九江镇上的一个中医世家。祖父老伯喧、父亲老时庵都是南海、顺德方圆几百里素有妙手回春之美誉的师匠、名医。生于20世纪50代初的老昌辉，自小聪慧好学，幼承庭训，耳濡目染，钟爱岐黄之术。正在人生求学、求知的最佳时机，顺应知识青年上山下乡的时代洪流，早早走进一个"广阔天地，大有作为"的"农业社会大学"。1968年，16岁的老昌辉来到了九江石岗村当了一名知青。在田间、旷野，脚踩大地，头顶蓝天，读一本大书；完成养猪、种地一类的农活之余，《红楼梦》《西游记》《水浒传》《三国演义》等古典名著以及《本草纲目》《农村赤脚医生手册》《毛泽东语录》《雷锋日记》《金光大道》《艳阳天》等，也成了他精神"疗饥"的案头读物。另外，他还爱上琴棋书画、打球以及游泳，等等。

在乡下的那些日子，老昌辉遇到了许多闻所未闻、见所未见的人和事，眼光开阔了，境界高远了。亲身体验到中国农民淳朴、善良、忠厚、宽容、坚韧的优良品性，农民的伟大，不再是纸面上的概念。另一方面，农村的闭塞、贫穷、落后，以及由此滋生的愚昧、守旧、狭隘等，于他也有了深切的感受。小康之家出身的老昌辉，开始更加用心地理解底层社会、弱势群体。后来，他从农村进入厨房、药房、病房，到执掌医院帅印，几十年来一直怀着悲悯之心看待世间一切。他严以律己、宽以待人，处处事事与人为善。同事间没有亲疏之分，医患间犹如亲朋好友，这些大概都与他"上山下乡"的经历有关。他一直都喜欢对人说这样一句话："世上从没有蹉跎的岁月，只有蹉跎的人生；没有失落的时代，只有失落的自我。"

乡村这段近乎原始的，略带点野性的知青生活，给了他最初的人生启迪，奠定了他的生命底色。失落了大学梦，却有幸读了一本大书，对历史、对人生的体察、理解更深了。

专一门学问

在南海知青史上轻轻描下几笔之后，老昌辉的人生路上忽然出现一点新的转机。1971年回城，1973年，按推荐加考试的"特殊"方式，他成了佛山市卫生学校的学生。老昌辉把这段生活称为"知青回城后安排的第一份'工作'"，他也常戏称说自己是"农民送上来的医生"。

中医世家的文化基因一旦激活，就会释放出巨大的生命能量。最初，他也并不太理解中医的深奥理论，但他一心想学好中医，肯钻研。他说："那个时候就是我中医梦的开始。"不从空耗时日，始终对学业和理论问题保持浓厚的兴趣，只要是能够找到的书，无不如饥似渴地日读、夜读，医学、药学、养生、保健、烹饪、厨艺、历史、政治、文学、艺术等，兼收并蓄，大胆探索。

这种"乱炖式"的读书有时却比中规中矩的"科班训练"更能使人成长。老昌辉毕业后，被安排到南海人民医院中医科，走上了临床医生的岗位。由于工作积极，表现出色，10年之内，老昌辉两度被医院派出进修。1980—1981年，参加中医"四大经典"学习班进修1年。1989—1991年，入广东省中医高等专业证书班学习18个月。通过系统的学习，进一步夯实了理论基础，全面改变了原有的知识结构，加深了对许多理论问题的理解和认识，更加深刻地体会到中医理论体系的博大精深。

在南海人民医院，老昌辉脱颖而出，很快成为南海人民医院中医科就诊患者最多的医生之一。在当年的南海区人民医院中医科，曾经创下中医门诊量占全院门诊量1/3的纪录。工作之初，老昌辉在张凤鸣、孔宪鹏、胡荣佳、陈旭一批中西医功底扎实的老师的细心指导下，在住院部工作期间，收治了大量的危重患者，熟悉了各种现代医学的操作技能，进而奠定了他从医后中西医结合临床治疗思维。老昌辉在工作期间，通过减少外出应酬的时间，将更多的时间放到处出诊、看书等方面。

1993年，担任科室主任的老昌辉被提拔为南海中医院副院长。那是南海中医院创业期，当时医院刚刚创办，开业当天，全天前来看病的患者只有25人，住院的患者为零。"一家医院如果没有患者前来看病，那么等待医院的最终命运就是关门。"面对巨大的生存压力，老昌辉大胆提出"先有医院，再有中医院"的办院思路，使医院实现了稳定运作。3年后，老昌辉被提拔为南海中医院院长。他大力引进人才、提升医疗技术水平，逐步形成以中老年疾病治疗、创伤急救为主，咳喘、康复、脾胃三大重点专科带动全院专科建设的医疗格局。

老昌辉在青少年时期养成的读书习惯，始终没有改变。总是宽泛、博杂地阅读，既开阔了眼界，陶冶了性情，又养成了勤于思考、独立判断的个性。理性、周密的思考，给人带来无限的快乐，不断激发他创造灵感和变革现实的巨大冲动。在院长岗位上，老昌辉进行了一系列卓有成效的改革，并多次得到国家、省市政府及有关业务部门的肯定和表彰。

从医近50年，就是当了院长，李昌辉仍坚持专家门诊和查房工作，在工作中边干边学，目标明确，思路清晰，独立钻研、探究中医理论的兴趣越来越浓，专一门学问的志向渐渐浮出水面。家学渊源的基础，近50年的临床实践，渐渐引领他把研究的目标锁定在各种疑难杂病和肺病专科。他还擅长医治妇科经带胎病、儿科和时行热病、郁证、胃病等内科杂病。依据"宣肺化痰""培土生金""温肾纳气"之法，创制了"化痰平喘镇咳液""慢咽膏""益肺养阴胶囊""补肾培元胶囊""咳喘1、2号离子导入方""三根喷喉方"等，被广泛应用于临床实践。还撰有论文《珠三角地区咳喘患者的饮食宜忌》，探讨咳喘患者的食疗施治新方向。该文被收入澳门中医药学会出版的《祝君健康长寿》一书，并在国际学术会议上得以宣读交流。此外，李昌辉担任主编出版了《美食——食疗与健康》、担任副主编出版了《现代中医急诊内科学》。在国内外重要学术期刊发表专业论文20余篇。主持或合作完成广东省科技厅、广东省中医药局、佛山市科技局科研课题10余项，曾获中华中医药学会科学技术进步奖三等奖1项，广东省中医药局科技进步奖三等奖1项，获佛山市和南海区科技进步二、三等奖3项。现在，老昌辉率领的学术团队，在呼吸系统疾病研究、诊疗、预防等方面积累了丰富的经验，在广东省中医药界具有相当的知名度。他和同事们的研究成果"自血混合丙球穴注治疗支气管哮喘""化痰平喘镇咳口服液治疗支气管哮喘""乌梅丸治疗慢性荨麻疹"等，经临床实践检验效果十分显著。

他作为学术带头人的肺病科，经多年悉心经营和建设，目前是国家临床重点专科(中医)、广东省高水平临床重点专科(肺病科)、佛山市"十三五""十四五"高水平医学重点专科，在业内声誉日隆。

老昌辉因其经验独到、医术高超、医德高尚、视患如亲，深受患者欢迎，在南海、顺德、禅城、广州、深圳等地都有患者远道前来求医。他经过大半辈子的探索，成功地实现了专一门学问的人生理想。

良医与良相的完美结合

众所周知，一双肩膀难挑两副担子，所以，中国古代的儒生，大概只能在良相与良医之间选择其中之一。故曰："不成良相，便为良医。"可老昌辉又是一个例外，一身兼二任。在医院，他是名中医、院长，每周三个半天开诊，身为名中医工作室的指导老师，还要在业务上指导多名青年骨干和硕士研究生。

南海本来有悠久的中医历史和深厚的中医文化底蕴，可是，1989年筹建南海中医院之前，广东省仅15个县没有中医院，南海便是其中之一，本地所有的中医师都零星地散落在各个综合性医院，南海的中医药事业真可谓一片荒芜，起步蹒跚。然几度风雨、几度春秋之后，南海的中医药事业终于也在风雨中迎来了成长壮大。对于传承中医文化的薪火，老昌辉自有一种舍我其谁的使命感和责任感，出任南海中医院(现广东省中西医结合医院)院长后，更是以责无旁贷、敢为人先的担当精神，为推广中医药、普及中医药、继承和弘扬中医文化传统呕心沥血、在所不辞。南海中医院在1993年建院的时候，周边已经有数家实力雄厚的综合医院，因此南海中医院不管从口碑还是群众基础上来说都不占优势。严峻的形势使老昌辉意识到，必须运用先进的科技力量和手段来管理医院，充分发挥中医院的特色，医院才能生存和进一步发展，而这个先进的科技力量和手段便是信息化管理。自此，南海中医药的发展以老昌辉所带领的南海中医院建设为转折点，将"敢为人先"的南海精神发挥到极致，不断创造业界奇迹，培育出呼吸、康复、脾胃3个国家级的重点专科；利用科技推动中医药事业发展，成为"全国中医医院信息化示范单位"，使得南海基层中医药工作始终走在全国前列。

另一方面，老昌辉又是佛山市南海区政协副主席，参政议政为民请愿，为政府决策建言献策，这时，他又以"相"的角色，活跃在南海、佛山的公共领域。尤其是在医疗卫生系统方面，政府的许多决策，都融入了他的智慧和思考。"我总结了我的人生历程，我的优点是善于捕捉信息，并从中抓住机遇。"老昌辉很有感触地说。2006年，省委、省政府做出建设中医药强省的决定。老昌辉紧紧地抓住了这个千载难逢的机遇，马上着手进行广东省中西医结合医院的申报，同时利用给一些领导看病的机会当面汇报申报工作，终于取得了领导的理解和支持。对外，他一次又一次地邀请省卫生部门负责人前来考察，了解医院升级的迫切需要。2007年3月28日，南海中医院正门挂上了广东省中西医结合医院的牌子，从而把中医院带入了一个全新的发展时期。

此外，他还组织成立了南海中医药学会，多次被推选为会长，开拓了南海中医药事业的新局面。他将多年来关于振兴、发展南海中医药事业的思考，整理成《先行先试加快推动南海中医药事业科学发展》的提案，受到政府决策部门的高度重视。2002年，南海市以广东省中西医结合医院为主要技术支持平台，申报广东省农村中医工作先进市，在检查验收的时候获得省专家组的一致好评，评审工作顺利通过。老昌辉本人荣获"广东省农村中医工作先进个人"称号。

"做院长是一时之事，做医生才是一辈子的事。"近50年来，他始终在做的一件事，那就是行医。在当上了院长后依然坚持每星期坐诊。2012年1月，年近六旬的老昌辉辞去了院长职务，成了名誉院长的他照样每周3次坐诊。

"良相与良医，这两种志业从表面看好像不搭，其实，即有其内在的一致性。良相医国、良医救人，同为济世。要想有所成就，都离不开'精诚'二字。"老昌辉的总结颇有说服力。在老昌辉看来，无论行医还是问政，中国传统文化始终是最可宝贵的思想资源。儒家的"仁"与"中庸"，老庄的"道法自然"，天地人和谐融通的生命哲学，都应该成为治国谋臣与杏林人士的行动指南、人生信念。一位名医，德行的修为比奇巧的法与术更重要。

回眸老昌辉约 70 年的人生历程，他走过了一条先求通、后深研的路，他的身上处处闪耀着中国传统社会儒家人格的光辉，实现了良相与良医的完美结合。

第二章　学术思想

一、整体观念，身心同治

中医理论最大的特点是整体观念，老教授特别强调，坚持整体观念是辨证论治的基础。中医认为，人是一个有机的整体，并与自然界密切相关，浑然一体。通过阴阳、气血、脏腑、经络等学说，把人体的生理、病理、上下、内外、器质、功能、精神、物质、机体、环境等统一为一个整体。老教授认为，临证必须运用整体观念分析，看见局部症状，要从整体的病理生理来考虑，辨证用药。例如：治疗女性痤疮，并不只着眼于痤疮之红、肿、痛，而是询问月经情况，根据患者痤疮的部位明确脏腑所在，本着"面王以下者膀胱子处也""女子以肝为先天""诸痛痒疮，皆属于火""因经不调而生他病，当先调经，经调则他病自愈"的理论，分期而治。在行经期，疏肝理气，活血通经，或少佐清热解毒；非月经期则分型而治，养阴清热，凉血解毒，或养阴清肺胃，或清泄肝火为法。

老教授认为，人与自然界也可视为一个整体，自然环境的变化直接或间接影响人们的身体健康。不同个体，四时节气、地理环境的不同，辨证治疗亦有不同，必须以人为本。如自然界春生、夏长、秋收、冬藏，用药亦当顺应四时的变化。春属木，阳气生发，不宜过用辛散；夏属火，暑湿当令，不宜过用温燥；秋属金，燥气当令，宜润燥保津，不宜过用辛香燥烈；冬属水，阳气潜藏，不宜过用寒凉，重伤阳气。地域环境与发病也有密切关系，如岭南地区地处亚热带，地势低洼，且濒临南海，受东南暖湿气流的影响，春夏多雨，天气炎热且时间长，四时皆湿，兼之喜冷贪凉的饮食习惯，岭南人体质偏于湿，湿困中阻之证多见，砂仁、藿香、佩兰、陈皮、扁豆等祛湿之品常用；四时感冒亦多挟湿，老教授治疗外感喜用蒿芩清胆汤，或桑菊饮、银翘散基础上加藿香、佩兰、白芷等芳香化湿之品。

老教授认为，大多数内科疾病是慢性病，如支气管扩张、慢性肺阻塞性肺疾病、肿瘤、心脑血管疾病等，病程较长，除躯体症状外，患者常因疾病的反复发作、不可治愈引起担忧，而出现精神、心理方面的症状，造成因病致郁，表现为身心同病。因此，老教授治疗慢性病，特别强调身心同治。如：治疗肺络张患者，因对自身病情的忧虑、反复略血的恐惧，多伴有肝气郁结、肝郁化火、木火刑金的表现，老教授在辨证用药的基础上，多加用疏肝、柔肝、清肝之品，同时给予精神心理疏导。俗话说："三分真技术，七分江湖口，十足好医生"，这话看似贬义，其实凸显了"七分江湖口"这种心理治疗在治病中的重要地位。

二、中西结合，病证相参

老教授认为，祖国医学源远流长，中医经典是经过前人反复的临床实践而总结出来的真知灼见。虽已年逾古稀，老教授对《黄帝内经》《伤寒论》《金匮要略》《温病条辨》等经典仍能顺手拈来，且每有自己独到的见解和临床感悟。如射干麻黄汤，仲景用之治疗"咳而上气，喉中水鸡声"，即寒哮，老教授推而广之，紧抓风寒犯肺，肺气上逆之病机，用之治疗外感风寒之咳嗽气逆，疗效卓著。但老教授师古而不泥古，继承先贤，总结数十年的临证经验，创制了宣肺化痰方、敛肺止咳方、慢咽方、小儿积滞方、小儿健脾补肺方、三根喷喉方、血净饮、吴萸天麻汤、苦参汤等方剂，用于临床效若桴鼓，其中宣肺化痰方已制成本院制剂；创制治疗哮喘的膏方乌鸡三补定喘膏、乌龟养阴固金膏、乌鸡温肾纳气膏，以血肉有情之品增强滋养的作用。老教授自拟方制成的益肺养阴胶囊、补肾培元胶囊已广泛用于咳、喘患者。

老教授出生于医生世家，祖父是一名中医生，父亲留学古巴学习西医，归国后成为一位中西兼修的医生，写下的医案医话亦是中西并蓄，对他影响至深。工作之初的五年病房生涯，科主任的中西医结合的治病方法，在他心中留下了深深的烙印。在以后几十年的临床工作中，他深刻体会到中医和西医各有所长，应当相互为用。盲目地反对中医或西医，是缺乏了解和实事求是的精神。老教授坚持中医特色，反对盲目以西医理论解释中医，或对号入座，用中医的辨证去套用西医的理论，套用西医的诊断处中医之方药。老教授认为，中医立法以中医理论指导，处方严格按君、臣、佐、使配伍，坚持能中不西，中西结合。他临证讲求实效，强调将患者利益放在第一位。

老教授认为，中西医结合是时代进步的必然结果。西医学从传入至今，已成为当今社会的主流医学。西医学是微观医学，研究的是系统、组织、器官、细胞、基因，在急症、创伤、手术、疾病的早期诊断、预防医学等方面具有显著优势，例如：急性心肌梗死、急性胸外伤、急性出血、疫苗的接种、肿瘤的早期筛查等等。中医学是传统医学，是宏观医学，研究的是天、地、人，在病毒性疾病、功能性疾病、慢性病的调理方面更有优势。现代人工作、生活节奏紧张，看病亦要求快速、简便，单纯的中医治疗，有时效果比不上西医快，不能满足人们的需求，中医将失去很大的市场，甚至走向没落。所以，只有适应这种需求的改变，中西医优势互补，中医才能生存和更好地传承下去。在我们建院之初，老教授当为医院的带头人，他就意识到，先有生存，才能发展，也正是这种中西医结合的理念，把一家"先天不足"的中医院建设成为具有三甲水平的广东省中西医结合医院。所以，从某种意义上说，中西医结合是推动中医发展的一个动力。

老教授认为，中西医的结合是根据各自的理论诊断用药，取长补短，合理联用。他认为，中西医结合是分病种、分阶段、分主次结合，即中西医各自的优势在不同疾病、疾病的各个阶段发挥不同的主次作用，相互融合，达到最佳疗效。例如：疲劳综合征、孕前的调理、月经病、感冒、痤疮等疾病，多用中医治疗；支气管哮喘、焦虑症、支气管扩张、肺炎等疾病，则用中西医结合的治疗方法。又如：慢性阻塞性肺病的患者，急性加重期以肺部的急性炎症为主要表现，他采用西医抗感染、化痰平喘等治疗为主，包括抗生素的使用、雾化吸化等，中医辨证下的宣肺化痰平喘为辅。待炎症控制，进入疾病的稳定期后，则以中医扶正固本为主，西医的吸入剂为辅。再如：新型冠状病毒感染，初期表现为上呼吸道感染时，中医发挥其抗病毒的优势，以外感发热论治，起主导作用，西医的解热镇痛类药物只是对症治疗；当合并病毒性肺炎时，西医的机械通气、维持电解质平衡、抗休克等治疗变成了主要治疗手段，中医则起到次要作用。当感染控制后，患者出现气短、胸闷、心慌等机能低下的后遗症时，中医则发挥其调理身体阴阳气血平衡的优势，帮助患者康复。

老教授还特别强调辨证与辨病相结合的重要性。首先，在中医辨证的基础上，借助西医手段，明确诊断，防止误诊、误治，亦有利于疾病的早期治疗，减少医疗纠纷。例如：在治疗一例慢性咳嗽的患者时，老教授辨证为肺脾两虚证，服中药咳嗽消失，但他仍然给患者做支气管组胺激发试验，结果提示阳性，确诊咳嗽变异性哮喘，予配合西医的规范治疗，使患者及时确诊，尽早进行西医干预，减少病情反复发作的机会，提高临床远期疗效。又如：结直肠恶性肿瘤早期的便血，容易与内痔、结直肠炎性疾病相混淆，如果仅按中医便血治疗，症状可能暂时缓解，或反复发作，若不做肠镜检查，不能及时确诊，等病情发展到晚期，就失去了根治的机会。再如：口干的患者，用中医方法可以收到疗效，但不能排除糖尿病或糖耐量异常的可能，早期的血液检查可以鉴别诊断，做到早诊断早干预。其次，启发治疗思路。中西医的理论虽有不同，但可以相互为用，西医辨病，可以开阔临床思路，开辟更广阔的治疗途径。例如：地肤子能清热利湿，祛风止痒，蛇床子能燥湿祛风，杀虫止痒，温肾壮阳，多用于皮肤病，但老教授治疗咳嗽变异性哮喘时，每在中医辨证的基础，加上这两味药，就是受现代药理研究启发，蛇床子具有支气管扩张、抗组胺作用，地肤子有抗过敏作用。第三，临床上有的患者无自觉症状，但体检发现指标异常，辨证无从入手，即无证可辨，有病可医。例如：肺部结节的患者，既无咳嗽，亦无气喘，影像上尚未有恶性指征时，只能定期观察，老教授则应用猫爪草、浙贝、桔梗、石菖蒲、皂角刺、山慈姑等化痰通络、软坚散结的药物来治疗。

总之，中西医结合和病证相参是行之有效的临床方法，是中医学发展的新趋势。这就要求我们既要具备扎实的中医理论和临床基本功，还要具备现代医学的理论基础和实践经验。

三、扶正祛邪，补泻互寓

《内经》云："邪之所凑，其气必虚"。疾病的发生、发展和转归，归根到底是正、邪之间的斗争。正胜则邪却，病向愈；正衰则邪胜，病进。邪不但包括风、寒、暑、湿、燥、热六淫之邪，还包括瘀血、痰饮、毒等致病因素。祛除邪气不单是祛风、散寒、清暑、化湿、润燥、清热，亦包含活血化瘀、化痰、解毒、散结等。临床疾病或是实证，或是虚证，或是虚实错杂之证。老教授认为，内科的慢性疾病大多是虚实错杂之证。实则泻之，即祛邪也；虚则补之，即扶正也；虚实错杂之证宜攻补兼施。老教授根据正邪之缓急，虚实之偏颇，来确定扶正和祛邪的主次，或扶正兼以祛邪，或祛邪兼以扶正，或先祛邪后扶正。正如陈修元所云："邪去正自复，正复邪自去，攻也，补也，一而二，二而一也。"例如：慢性阻塞性肺气肿、支气管哮喘、支气管扩张等慢性肺系疾病，发时以祛邪为先，佐以扶正，此乃寓补于泻；缓解期以扶正为主，辅以活血、化痰等，此乃寓泻于补。又如：肿瘤的恢复期，经手术、放疗、化疗后，患者已元气大伤，需扶正气为主，或少佐活血化瘀、化痰、解毒、软坚散结，是寓泻于补。

老教授认为，扶正气在慢性病的治疗中至关重要。通过调整脏腑阴阳气血之盛衰，恢复其阴阳平衡，达到匡扶正气以祛邪的目的。脾为后天之本，老教授扶正气最注重从脾胃入手。脾气健运，则五脏六腑、四肢百骸、五官九窍皆得荣养，正气充足，则邪不可干。例如：治疗恶性肿瘤术后的患者，老教授通过健脾补气的方法，改善胃肠功能，改善营养吸收；同时健脾补气法对提升白细胞，调整人体免疫系统功能有显著的疗效，减少肿瘤的复发、转移，改善生存质量，延长生存期。他临证喜用人参、黄芪、白术和补中益气汤、陈夏六君子汤、四君子汤、参苓白术散等方药，如：用陈夏六君子汤治疗小儿哮喘、慢性支气管炎；用补中益气汤治疗过敏性鼻炎。若久病及肾者，则以左归丸、右归丸、附桂八味丸、六味辈培补先天，如：用右归丸治疗肺心病和病程日久的支气管哮喘、慢性阻塞性肺气肿患者。

老教授认为，每个医学流派都与历史背景有密切关系。如补土派产生于南宋北金对峙的战乱时期，人们流离失所，生活困苦，因饥饿、劳役、惊恐、寒温失调等致脾胃受损，产生各种虚损疾病，因此东垣大量方剂乃补益脾气之剂。而随着历史的变迁，社会、环境、经济因素的改变，顾护脾胃、扶助正气的内涵已有所改变。当今社会物质生活丰裕、生活节奏加快、食饮丰盛，人们的体质已较之前发生很大变化，临床单纯虚证已较少见，临床很多疾病表现为虚实错杂之证或实证。如：痛经以气滞血瘀多见，不寐以痰热上扰、肝气郁结多见，而常见的高脂血症、糖尿病等都是脾胃受损、痰瘀内伏之证，实乃过食膏粱厚味、肥甘炙煿所致。邪气犹如堆积在体内的垃圾，引起一系列的疾病，久之致正气受损。老教授认为，祛除邪气方能使气血调和，正气不衰，乃以通为补，寓补于泻之意。临床上痰、瘀、湿热之邪致病居多，血府逐瘀汤、温胆汤、半夏泻心汤、蒿芩清胆汤、四妙散、五苓散等都是他的常用方剂。

四、调畅气机，因势利导

《内经》云："出入废则神机化灭，升降息则气立孤危。故非出入则无以生长壮老已，非升降则无以生长化收藏。"老教授深谙此理，临证重视调畅气机。

脾胃同居中州，脾主升清，胃主降浊，通上达下，是气机升降的枢纽，老教授遵东垣之说，强调燮理中焦，斡旋气机。岭南人脾湿质居多，老教授临证喜用藿香、佩兰、厚朴、陈皮、半夏、木香、苏梗、葛根等芳香醒脾、升清降浊，使脾胃升降得宜，湿邪自化。擅用半夏泻心汤，取其辛开苦降，调脾胃之升降，治疗脾虚湿热困阻证及肝郁脾虚、湿热内蕴之不寐证。

老教授还重视调畅肝气。肝气条达，疏泄有度，则精神愉悦，气血调和。反之则出现郁郁寡欢、多愁善感或烦躁易怒等情志、精神症状，甚则食欲减退、脘腹不适，月经不调、失眠多梦等症状。老教授认为，现代社会生活节奏紧张，竞争激烈，临床常见之郁证、胃痛、慢性泄泻、乳癖、痛经等多种疾病皆因肝气郁结而致。他喜用四逆散、逍遥散治疗肝脾胃不和之胃肠道疾病；用轻清之花类如玫瑰花、月季花、合欢花、素馨花、藏红花治疗郁证。治疗痛经，老教授则擅用疏肝理气、活血化瘀之血府逐瘀汤，因势利导，顺应胞宫的藏泻，于经前 3~5 天服药，使瘀血随月经而出，邪有出路，事半功倍。老教授还通过心理疏导来调畅肝气，如肺络张患者，大多伴有肝气郁结，老教授总是耐心向患者解释疾病的病因，消除患者对疾病的恐惧，使其改变焦虑、抑郁的心态，避免忧愁、思虑、紧张等不良情绪，树立患者战胜疾病的信心。

老教授擅治肺病，尤注重调畅肺气。盖肺主气，主宣肃，主治节。老教授认为，治咳重在调肺气。初期宣发，中期肃降，后期收敛，因势利导，切忌过早使用止咳收敛及寒凉之品，以免闭门留寇、冰伏邪气。如风寒咳嗽，老教授每用杏苏散或三拗汤祛风散寒宣肺；若风热咳嗽，每用桑菊饮疏风清热宣肺；若痰热咳嗽，每予自拟之宣肺化痰方，麻黄宣肺，并用冬瓜仁、瓜蒌皮、浙贝、桔梗等清热化痰，因势利导，使邪有出路。内伤咳嗽，老教授则顺肺肃降之性。如：痰浊阻肺之咳嗽，老教授每用二陈汤、三子养亲汤等理气化痰，并加枳壳、桔梗等，肺脾之气同调。如肺阴亏虚，每用玉竹、沙参、百合、麦冬、天冬、玄参、生地等养肺阴以资肃降，酌加五味子、诃子、乌梅等收敛肺气。如咳喘日久，肾阳虚衰，则每加蛤蚧、沉香、核桃仁等温肾纳气。

老教授不单用调畅肺气的方法治咳，还用之于调畅一身之气。如治疗便秘，老教授每加桔梗、枳壳、枇杷叶宣降气机而获效。又如麻疹初起，透而不畅，老教授每以蝉蜕、薄荷、牛蒡子、防风、升麻等清轻宣表透疹，使邪有出路。

五、饮食疗法，治养结合

《素问·五常政大论》云："大毒治病，十去其六；常毒治病，十去其七；小毒治病，十去其八；无毒治病，十去其九；谷肉果菜，食养尽之，无使过之，伤其正也。"《脏气法时论》又云："毒药攻邪、五谷为养、五果为助、五畜为益、五菜为充，气味合而服之，以补精益气。"老教授在辨证治病的同时，非常注重饮食疗法，认为药食同源，食疗有着与中医药基本相同的治疗作用，而无毒副作用。老教授常指导患者进行食疗，增强疗效。如：痰热咳嗽的后期，经药物（尤其是抗生素）治疗后，老教授认为此时机体正处于自身修复的过程，用药副作用大，宜采用食疗以助之，每用蜂蜜炖咸金柑善后，效果极佳。老教授认为，支气管哮喘、慢性阻塞性肺疾病、支气管扩张、恶性肿瘤等慢性病，因疾病反复发作，迁延不愈，机体营养状态和抗病能力下降，食疗显得更具意义。通过持之以恒地饮食调养，健运脾胃，改善机体营养状态，增强抵抗力，减少疾病的反复发作。如老教授将慢性阻塞性肺疾病分为肺脾气虚、肺阴亏虚、肺肾气虚、肾阳亏虚4型。针对不同的证型。采用健脾益肺、补肾纳气的食物，如：人参、黄芪、核桃、灵芝、胡椒、干姜、黑豆、沙参、栗子、麦冬等，配伍牛肉、鸡肉、鹧鸪、鹌鹑、鸽肉、鹿肉、猪肺、羊胎盘、雪蛤、牛胎盘、羊骨、海马、海参、鹿茸、麻雀、蛤蚧、鲤鱼等血肉有情之品，制成不同的食疗方。老教授常嘱肺虚患者以灵芝黑豆煲汤佐膳，临床上也确有疗效。

老教授每于处方用药时，把饮食禁忌告知患者，达到治养结合的目的。如风寒咳嗽者，忌白菜、芥菜、丝瓜、豆浆、瓜菜汤等；瘾疹者，忌牛肉、虾、蟹等发物。

对于小儿的饮食调养，老教授认为，小儿脾本不足，胃小而脆，容物不多，主张宜粗不宜精，宜少不宜多，以免积滞内停，继发呼吸道感染等疾病。

老教授主编《美食——食疗与健康》一书，书中将广东常见的食物191种分五谷杂粮、蔬菜、家养动物、水产4类，系统介绍各种食物的中医保健功效、现代营养价值、饮食宜忌、食用方法、美食烹饪精选、食疗方。如：生姜味辛，性温，有散寒解表、温中降逆止呕、化痰止咳、解鱼虾毒的功效；生姜葱白汤祛风散寒治外感风寒；姜汁温中止呕治胃寒呕吐；生姜当归羊肉汤温阳养血治阳虚血少，四末不温；猪脚姜醋补气血、化瘀新生，是广东妇女月子必不可少之品。

六、内外合治，增强疗效

中医外治法的历史悠久，源远流长，"良医不废外治"，老教授临床擅用中医外治法。他认为，外治法和内治法中的理、方、药三者是相同的，不同者仅方法各异而已。外治法通过药物直接作用于病变部位而发挥止痛、增强机体防御免疫功能和对体内生理功能重新调整等作用，起到防病治病的功能。而且方法简便，经济实用，疗效卓著，副作用少。他强调，外治要求其本，中医外治法和中医其他疗法一样，要以中医整体观念和辨证论治为前提，如不经辨证盲目应用，不但收不到治疗效果，反会延误病情，甚至导致病情的恶化。老教授常以自拟中药一号方、二号方作为离子液，在双肺俞部位进行离子导入，并配合拔罐、超短波，分别治疗痰热型咳嗽和风寒型咳嗽；以药物敷贴治疗支气管哮喘缓解期；以入地金牛、苦参、露蜂房等煎剂含漱治疗口疮、牙龈肿痛等口腔疾病；自拟三根汤喷喉（岗梅根、山豆根、入地金牛、甘草、冰片）雾化吸入治疗咽喉炎；以苦参汤外洗治疗顽固性湿疹；以苍术、藿香、佩兰、薄荷等药物粉末做成药袋佩戴胸前预防流感；等等。上述方法的灵活运用，均体现了老教授重视中医外治法的学术思想。

第三章 专病论治

第一节 咳嗽的辨治经验

咳嗽是呼吸道疾病最常见的症状之一，见于上呼吸道感染、支气管炎、肺炎、咳嗽变异性哮喘、胃食管反流病、肺癌、支气管扩张、肺间质纤维化等多种疾病。咳嗽的成因虽复杂，总因外感和内伤 2 类。外感不外六淫之邪；内伤因于脏腑功能失于调节，累及于肺或肺脏自病。病机不离肺失宣降。

一、咳嗽的中医辨治经验

1. 辨证思路

（1）首辨寒热

老教授认为，治疗咳嗽当先辨清寒热，辨清寒热是辨证的第一要点。寒热一错，治疗必难奏效。他认为，肺为娇脏，不耐寒热，尤不耐寒，所以极易感受热邪或寒邪。现代人长期处于空调之室，多喜凉饮冷或嗜辛辣炙煿，及睡眠不足、抗生素的使用、思虑劳累过度等因素，都可使体内有积热或伏寒。所以一旦感受外邪，肺失宣肃而引致咳嗽，大多出现寒热夹杂之表现，或寒为主热为次，或热为主寒为次，反而单纯的热咳或寒咳比较少见。所以，只有衡量好寒热的关系，才能很好地辨证用药。

《医篇·卷二》云："痰本吾身之津液，随气运行……苟气失其清肃而过于热，则津液受火煎熬，转为稠浊，或气失其温和而过于寒，则津液因寒积滞，渐至凝结，斯痰成矣。"痰既是咳嗽的病理产物，亦是引起咳嗽的因素，老教授认为，可通过痰的质、色、量、味来辨别咳嗽的寒热。辨痰质：痰质稀薄者，多为寒证，夹泡沫者，肺肾虚寒；痰质脓稠者，多为热证；痰质黏者，多为燥热或阴虚、气阴虚。辨痰色：痰色黄或黄绿者，多为热痰；痰色白，质黏者，属阴虚、燥热；痰色透明者，属虚、属寒或气阴亏虚。辨痰量：咳而少痰，或无痰，为燥咳，多属风寒、燥热、阴虚、气阴虚；痰多，多属湿痰、痰热、虚寒。辨痰味：味腥或腥臭者，为痰热壅塞肺络；味甜者，为痰浊上犯于口；味咸者，为肾虚寒水上泛。辨咯痰的难易：易咯者，多为湿痰、寒痰；难咯者，多属热痰、燥痰、阴虚。

一般来说，痰少清稀易咯者，属外感风寒；痰多黄稠，或咯之不爽，或味腥者，属痰热郁肺；痰少白黏，难咯者，属燥痰，乃燥邪犯肺，或肺阴亏虚；痰黏如丝，似痰非痰，量少，其色透明者，属气阴虚之痰；痰多色白胶水样者，属湿痰；痰多夹泡沫者，属肺肾虚寒之痰。此为常理，亦有温邪初犯，肺气不宣，肺热内熏，咳嗽咯痰频频，也可咯白稀痰，因痰液在肺内留停未久的缘故，尤其是服镇咳药后，但多伴胸闷痛、咳嗽不爽等症。此时若误用温药，反致咳嗽加剧，胸痛气促，这种情况多发生在咳嗽后的一、二天。若咳嗽将愈，肺热渐清，半天咳嗽咯痰一次，此时反而是黄稠痰，或有痰饮的患者白天咯白色泡沫痰，夜间不咳嗽，晨起第一口痰必然是黄稠痰，这是因为痰在肺里停留时间太长的缘故。

所以临床辨痰，需综合分析，尤其是新咳，肺气不得宣肃，未必能从痰窥见咳嗽的寒热。

（2）次辨脏腑

《内经·咳论》云："五脏六腑皆令人作咳，非独肺也。"老教授认为，辨咳嗽所在脏腑亦非常重要，或肺，或肝，或脾，或胃，只有紧扣病因，治疗才能有的放矢。病在肺者，多是风寒、风热、风燥等外感咳嗽，或嗜烟致熏灼肺脏，灼津为痰，致痰热蕴肺；或肺系疾病迁延不愈，肺气阴亏耗，肺气失养，肺失清肃所致咳嗽。由他脏累及于肺者，多为内伤咳嗽，如：因情志不遂，肝失条达，肝郁化火，肝火犯肺，肺失清肃而作咳嗽；或嗜食肥甘厚味，致脾运失司，痰浊内生，上干于肺，肺气上逆而发咳嗽；或过食生冷寒，致胃中虚寒，循经上犯于肺，肺失肃降而咳嗽。

（3）兼辨体质

在临床上，咳嗽的寒热转变往往发生于转瞬之间，令人猝不及防。如：痰热的咳嗽转变成肺寒咳嗽，或貌似的风寒咳嗽转变为痰热咳嗽。究其原因，除治疗上未掌握好用药的寒热尺度外，更重要的是未能把握患者体质情况，预判咳嗽寒热的转化。老教授认为，辨识体质能预判寒热的从化，指导精准用药，在临床上很有意义。素体阴虚、阳盛、肝旺者易于热化，阳虚、脾虚、气虚者易于寒化。易于寒化者，即使有热，亦不能清热太过；易于热化者，即使有寒，亦能温热太过。如：素体阳热者感受风寒之邪，致肺失宣肃，但其多在 3～5 天化热，早期咳嗽多咯清稀痰，如误作风寒咳嗽予以治疗，必致咳嗽反甚，胸闷胀痛，实乃痰热蕴肺。若能早期预判其从热化，及时清热宣肺化痰，则病止于热成之初。

2. 论治经验

（1）外感重宣肺散邪

"肺为气之主，诸气上逆于肺则呛则咳，是咳嗽不止于肺，而亦不离乎肺也"。咳嗽无论是何种原因，都是病起于肺或由他脏累及肺脏所致，咳嗽病变部位在肺，与他脏亦有密切关系。肺主气司呼吸，主宣发与肃降。咳嗽皆因肺失宣降，因此，老教授强调，咳嗽当从肺论治，顺应肺的生理功能，恢复肺的宣降功能。

老教授注重肺气的调畅。尤其是外感六淫之邪，每致肺失宣肃而作咳，主张尽早宣肺散邪，因势利导，使气机调畅，则邪气自除。风寒袭肺者，祛风散寒，宣肺止咳；风热犯肺者，疏风清热，宣肺止咳；风燥伤肺者，疏风润燥，宣肺止咳。他临床常用的宣降肺气的药有：麻黄、北杏、桔梗、枳壳、前胡、苏子、蜜枇杷叶、苏叶、旋覆花等，其中麻黄与北杏、桔梗与枳壳常相伍为用，宣降相因，以复肺的生理功能。老教授临证最喜用麻黄宣通肺气。他认为，麻黄味辛、微苦，性温，辛能宣，苦能降，兼具宣、降之功能，宣中有降，以宣为主。其性轻清上浮，专疏肺郁，宣泄气机，无论风寒、温热的咳嗽，皆可用之。他亦强调不宜过早使用止咳收敛药，以免闭门留寇；亦不宜过用寒凉之品，以防冰伏邪气。

（2）久咳宜养肺敛肺

咳嗽日久，最易伤正，耗伤肺之气阴；或子盗母气，肺脾同病，甚则及肾，致肺脾肾俱虚，且均伴有肺气耗散之证。老教授认为，久咳宜养肺敛肺，累及脾肾者，肺脾肾同治。肺气虚者，予四君子汤、六君子汤、补中益气汤、参苓白术散等培土生金；肺气阴两虚，予自拟之敛肺止咳方。敛肺多用五味子、乌梅、罂粟壳。他强调，敛肺须有咳嗽气急不自忍，或汗多、气短等肺气耗散之象，若外感咳嗽、邪气盛者不宜，以免闭门留寇。尤其是罂粟壳，敛肺之力更强，且具一定的毒性，不宜久服，中病即止。老教授在养肺敛肺的同时，亦不忘少佐宣降肺气之品，如北杏、桔梗、枳壳、苏子、蜜枇杷叶等，以复肺主宣降的生理功能。使养肺与敛肺同用，敛肺与宣降肺气齐施，标本兼治。

（3）温清并用

老教授强调，单纯寒性或热性咳嗽，应用温法或清法治疗即可。而临床上更为多见的是寒热夹杂之咳嗽，应细辨寒热的主次，治疗上温清并用，分清主次，或清为主，温为辅，或温为主，清为辅。

"诸病易治，咳嗽难医。"抓住肺的生理特点，辨清寒热、脏腑及患者体质，把握宣降、收敛、补泻的用药时机，才能立于不败之地，亦需经过长时间的临床历练。

二、咳嗽的西医治疗经验

老教授主张中西医结合治疗咳嗽。他认为，咳嗽伴有大量黄痰，或确诊肺炎，或有慢性阻塞性肺气肿、支气管扩张、支气管哮喘等肺系疾病病史，并伴急性感染，考虑为细菌感染者，需及早使用抗生素。

感染后咳嗽症状明显的患者，短期应用镇咳药、抗组胺药。对于慢性咳嗽患者，若临床表现或实验室检查符合激素敏感性咳嗽的特点，给予 ICS + LABA（吸入性皮质激素联合长效 β_2 受体激动剂），如信必可、舒利迭等药物进行治疗。患者症状或气道炎症较重，或对表面激素治疗反应不佳时，短期口服糖皮质激素治疗，予白三烯受体拮抗剂治疗。

第二节　肺络张（支气管扩张）的辨治经验

支气管扩张是支气管及其周围肺组织因慢性炎症和纤维化，损伤支气管壁，导致支气管变形和扩张的一种病症。以慢性咳嗽、咳吐黏痰或脓痰、间断咳血为主要临床表现。中医古代文献尚无支气管扩张的记载，属中医学"咳嗽""咯血"等范畴。

 肺络张的中医辨治经验

1. 病因病机

（1）素体阴虚为根本

老教授认为，支气管扩张的发病与体质有密切关系。患者多素体肝肾阴虚，肾阴为元阴，为人体阴液之根本，五脏六腑之阴，非肾阴不能滋养。肝肾之阴既虚，则不能制阳，相火易亢，致阴虚火旺。肾阴不足，肺阴失其滋养而亏虚。故临床常见肝、肺、肾阴皆亏损。《景岳全书》指出："水亏则火盛，火盛则刑金，金病则肺燥，肺燥则络伤而嗽血……"患者每于咯血或咯血痰前有睡眠差、胸背灼热、五心烦热、咽干鼻燥等阴虚火旺之证。

（2）情志刺激是诱因

支气管扩张患者常因疾病的反复发作、不可治愈引起忧思、恼怒等不良情绪，亦有患者对大咯血恐惧的因素，最常见的情志刺激为抑郁和恼怒。肝脏具有调节情志的功能，所以其发病与肝有密切关系。若患者长期恼怒，肝气疏泄太过，伤及本脏，肝为刚脏，体阴而用阳，易气郁化火，肝火犯肺，灼伤肺络。所以临床所见，患者常伴胸胁胀痛、善太息、闷闷不乐、喜悲易哭等肝气郁结、肝火上炎之证，脉弦数或弦细数。

（3）木火刑金是病机

肝属木，肺属金，根据五行相克规律，金克木，制约木之太过，以维持五行的平衡。所谓"木得金敛，则木不过散"。若恼怒伤肝或肝郁化火，致肝木太过，金不制木，木反侮金；或肝肾亏虚，水不涵木，肝失所养，肝火内动上炎，肺阴亏损，肺金亏损，不能制约肝木，致木火刑金，出现咳嗽咯血痰，甚则咯血。《医碥·咳嗽血》说："火刑金而肺叶干皱则痒，痒则咳，此不必多痰，故名干咳，咳多则肺络伤，而血出矣。"

老教授认为，支气管扩张多为素体阴虚火旺，每因外感六淫之邪、饮食不当或七情内伤而诱发，以恼怒、肝郁诱发为主因。素体阴虚、肝旺者无论感染何种邪气，均多从热化。病位在肺、肾、肝，病久及脾，为本虚标实之证。

2. 论治经验

老教授认为，支气管扩张是虚实夹杂之证，治疗分发作期和缓解期，视其脏腑、邪正虚实而治之。发作期多伴痰热之证，以清热化痰之法治其标，临床以甘寒之品，多用桑白皮、鱼腥草、冬瓜仁、地龙、瓜蒌等，少用苦寒以免伤阴。贯穿整个治疗过程，辨证上紧抓3个要点：

(1) 扶正气

支气管扩张患者多素体阴虚，若疾病反复发作，亦可致气阴亏虚。"治本必求其本"，老教授重视扶正气，以滋养阴液或益气养阴为治。脾为后天之本，土能生金，故老教授不忘健脾益气，不过多选用平和之品。喜用太子参、党参、生地、麦冬、玄参、天冬、沙参、玉竹、阿胶等。只有正气存内，才能避免六淫之邪的侵袭，减少发作次数。

(2) 祛痰、化瘀

邪热炼液则为痰，因此，咯痰几乎是支气管扩张患者长期伴有的症状。反复咯血或咯血痰，血不循经，血溢脉外，"离经之血便是瘀"。若治之不当，则瘀留经脉。所以，临床常见患者舌质瘀暗，或舌下瘀丝。老教授认为，痰、瘀既是病理产物，又是致病因素，可导致疾病反复发作，故祛痰、化瘀应贯穿在治疗的全过程。发作期用清热化痰、化瘀止血之品，用药如：川贝、冬瓜仁、瓜蒌、侧柏叶、栀子炭、三七；缓解期则润肺化痰、活血化瘀，用药如：川贝、蜜枇杷叶、百合、沙参、丹参、三七、赤芍、桃仁。

(3) 疏肝解郁调情志

支气管扩张患者多为肝旺之体，加之病久肝郁，每因情志因素发作，多伴有抑郁、焦虑的情绪，治疗宜疏肝解郁，肝郁化火者，加清肝之品。老教授多选用：菊花、夏枯草、栀子。老教授还注重精神疏导，树立患者战胜疾病的信心。对睡眠欠佳者，加安神定志之品，夜寐得安，虚火自平，亦能减轻患者的不良情绪，能事半功倍。

二、支气管扩张的西医治疗经验

急性加重的支扩患者，老教授选用具有抗假单胞菌活性的抗菌药物，或根据痰培养检查和药敏试验结果选用抗生素。支扩稳定期的管理是一个漫长的过程，对痰多的患者，老教授常采用气道廓清治疗，长期或一段时间服祛痰药物。对于伴有气流受限或气道高反应的支扩患者，吸入支气管舒张剂。并指导患者行体位引流、拍背等方法辅助排痰，配合其他肺康复以提高患者生活质量。对于每年急性加重≥3次的支扩患者，给予长期(≥3个月)口服小剂量大环内酯类抗菌药物治疗。他从临床上观察到，大部分患者伴有抑郁或焦虑等心理方面疾患，多配合氟哌噻吨美利曲辛片抗焦虑抑郁治疗。

第三节　肺胀（慢性阻塞性肺疾病）的辨治经验

慢性阻塞性肺疾病属于中医学的"肺胀""喘证"范畴。其病名首见于《黄帝内经》，如《灵枢·胀证》篇说："肺胀者，虚满而喘咳。"《灵枢·脉经》篇说："肺手太阴脉……是动则病肺胀满，膨膨而喘咳。"

一、肺胀的中医辨治经验

1. 病因病机

（1）正气亏虚是内因

老教授认为，慢性阻塞性肺疾病乃咳嗽、哮证、肺痨等迁延日久而成。各种肺病日久致肺气亏虚，子病及母，脾气亦虚。脾为水谷之海，气血生化之源，人体脏腑组织功能活动皆依赖脾胃的运化。今脾气虚弱，健运失司，生化乏源，无以荣养肺脏，致肺气更虚；肺肾金水相生，肺病久发不已，势必由肺累及于肾，致肺肾俱虚。"脾主身之肌肉"，"脾虚则肌肉消"，脾气虚衰必致呼吸肌萎废不用，呼吸无力，肺呼浊吸清、吐故纳新之功能减退，气之生成亦少。故慢性阻塞性肺疾病表现为正气亏虚，症见：体瘦，精神疲惫，气短，气不足息，动则气喘，汗出畏风，纳呆，甚则呼吸浅短难续，声低气微，张口抬肩，或倚息不能卧，严重影响患者的生活质量。

（2）外邪侵袭为诱因

肺病日久，正气虚衰，形体瘦削，肺卫不固，抗邪无力，更易感受外邪，易形成恶性循环。故每感邪发作一次，正气更虚，终至昏不知人、喘脱等变证。除了外邪，饮食不当、情志不调亦可引起急性加重，如恣食肥甘、生冷，或嗜酒伤中，或情怀不遂，忧思气结，或郁怒伤肝，但外邪侵袭为主要诱发因素。

（3）痰、瘀是病理产物

初为肺病，日久子盗母气，母脏受累，脾气日虚，脾运失司，痰湿内生，上贮于肺，致痰浊阻肺，即"脾为生痰之源，肺为贮痰之器"之谓，故咳嗽、咯白色黏痰是慢性阻塞性肺疾病患者的长期症状。肺主一身之气，气为血之帅，肺气既虚，推动无力，血行不畅而为瘀；再者，痰浊阻肺，肺气郁滞，气不行亦为瘀。故病程日久，必致瘀血内阻，临床每见唇、甲紫黯，舌质黯，舌底瘀丝、瘀点或瘀斑。正如《丹溪心法·咳嗽》所说："肺胀而咳，或左或右不得眠，此痰挟瘀血碍气机之病。"揭示了痰、瘀既是病理产物，也是致病因素。

（4）正虚邪恋是病机

老教授认为，慢性阻塞性肺疾病患者正气必虚，肺气先虚，继及脾、肾，后期病及心。虚有气虚、气阴虚、阳虚之别，早期多为肺脾气虚，后期出现肾虚不能纳气。疾病每因外感六淫之邪、饮食不当或七情内伤而诱发，以外感多见。本病为本虚标实、虚实夹杂之证。标实先有痰浊内阻，后期发展为痰、瘀、水饮互结。其病机乃正气亏虚，痰瘀伏肺。

2. 论治经验

"未发以扶正气为要，已发以攻邪气为主"，老教授认为，慢性阻塞性肺疾病是虚实夹杂之证，治疗当分急性加重期和稳定期，视其脏腑、邪正虚实而治之，并配合身体锻炼和起居饮食调护，才能有较好的远期疗效。

（1）发时攻邪

慢性阻塞性肺疾病每因反复感邪而逐渐加重，一旦感邪，及时控制发作是防止其发作的关键。有表证者，必先疏表，老教授辨其寒热虚实而治之。若外感六淫引致急性发作，当攻邪为先，宜宣肺散邪，降气平喘。若外感风寒，痰从寒化饮，喘咳痰多黏白泡沫，恶寒，予小青龙汤；若咳逆喘息气粗，痰黄质稠难咯，或兼身热恶寒，予老教授之经验方宣肺化痰方加射干；若咳嗽痰多，色白黏腻或呈泡沫，短气喘息，稍劳即著，为上盛下虚之证，予苏子降气汤合三子养亲汤。老教授认为，慢性阻塞性肺疾病患者多有慢性肺疾病史，正气已虚，不耐攻伐，强调攻邪不忘扶正。若攻邪太过，则伤其正，病反不愈。

（2）缓时扶正固本

慢性阻塞性肺疾病患者肺气必虚，继而脾气亦虚，日久及肾，及心，故补益肺、脾、肾。因此，匡扶正气是慢性阻塞性肺疾病稳定期的治疗要法。

对病程尚短，以肺气虚或肺脾气虚者，老教授宗陈士铎"治肺之法，正治甚难，当转治以脾，脾气有养，则土自生金"之说，立培土生金为大法。脾气健运，则生化不绝，肺气得以滋养，肺气足则肺主气司呼吸之功能正常，且卫表固，藩篱密，抗邪有力，切断疾病反复发作的诱因。脾气健，气血足，五脏六腑、四肢百骸得以荣养，肺气固，藩篱密，肌肉壮实，呼吸有力。脾运旺，生痰之源绝，痰浊自消。

老教授选用陈夏六君子汤化裁。加减法：气虚甚、汗出多者，重用黄芪、白术，加防风，严重者或伴有畏寒肢冷者加肉桂、熟附子以脾肾双补；痰多者，合三子养亲汤；咳嗽较多而痰少者，加蜜枇杷叶、款冬花、百部；痰少，宜加阿胶以增强养肺补肺之力；气阴皆虚者，加黄精、麦冬、天冬；咳嗽不爽者，加川贝、桑白皮、枇杷叶。如病久及肾，肾不纳气，而以肺脾虚为主者，可在培土生金法的基础上加上补肾纳气之品，如蛤蚧、核桃仁、补骨脂等，使先、后天相互滋生。

慢性阻塞性肺疾病后期患者，肺脾肾俱虚，肾阳虚则不能温煦，畏寒肢冷，老教授以培补先天，温肾填精为法，多予右归丸化裁，酌加蛤蚧、金樱子、干姜、五味子、核桃肉、肉苁蓉等。此类患者正气虚衰，服药亦非一朝一夕有效，慢性阻塞性肺疾病常选用其经验方制成之中成药补肾培元胶囊或膏方，让患者持续治疗，以图缓补。

（3）行气化痰，活血化瘀，温阳利水

咳嗽、咯白色黏痰是慢性阻塞性肺疾病患者的长期症状，若急性加重，咯痰多转黄稠或为白色泡沫样。老教授认为，治痰尤为重要，痰去则气道通畅，肺才能吐故纳气，脾升肺降，气血调和。"病痰饮者，当以温药和之"。痰为阴邪，慢性阻塞性肺疾病之痰，本是脾虚不运而生，宜选用运脾、燥湿化痰之品。《丹溪心法》云："善治痰者，不治痰而治气。气顺则一身之津液亦随气而顺矣。"所以治痰以治气为先，不但要补气健脾以杜生痰之源，也要化气、理气、降气。老教授多选用陈皮、橘红、法半夏、胆南星、茯苓、白芥子、莱菔子、枳壳、苏子等。

慢性阻塞性肺疾病由于肺气阻滞，肺络必瘀，因此，老教授在治疗中常加用通络化瘀之品，使肺的通气功能得到改善。盖气为血之帅，气行则血行，气滞则血瘀。用药如：丹参、桃仁、三七、赤芍、红花等。肾虚气化不行，水邪泛滥，颜面、四肢浮肿，小便不利，甚则水气凌心，心悸胸闷，此时老教授则以真武汤或济生肾气丸为主方以温阳利水。

（4）饮食调养

老教授在使用药物治疗的同时，十分重视患者的饮食疗法。他认为，慢性阻塞性肺疾病是慢性发作性疾病，病程长，患者胃肠薄弱，消化力降低，患者的营养状态和抗病能力亦随之下降，形成恶性循环。现代营养学也认为，慢性阻塞性肺疾病每日耗能是正常人的数倍，能量消耗远大于能量摄入，病情越严重基础能量消耗越大，因而存在着不同程度的营养不良。老教授将传统的食疗与现代营养学相结合，指导患者进行饮食调养。他认为，传统食疗源于对"药食同源"的认识，与中医理论一脉相承，有着与中医药基本相同的治疗作用，而无毒副作用。且中医食疗十分重视脾胃的保养，通过持之以恒的饮食调养，减少疾病的反复发作，因此食疗是慢性阻塞性肺疾病稳定期比较理想的辅助治疗方法。老教授将其分为肺脾气虚、肺阴亏虚、肺肾气虚、肾阳亏虚4型。针对不同的证型。采用健脾益肺、补肾纳气之品，如人参、黄芪、核桃、灵芝、干姜、黑豆、沙参、栗子、麦冬等，配伍血肉有情之品，如牛肉、鸡肉、鹧鸪、鹌鹑、鸽肉、鹿肉、猪肺、海参、鲤鱼等，制成不同的食疗方。

(5)呼吸肌锻炼

老教授在药物治疗、饮食调养的基础上，非常注重呼吸肌的锻炼。慢性阻塞性肺疾病患者肺泡弹性下降，肺泡残气量增加，其呼吸困难与呼吸肌功能减退有密切关系。老教授认为，在稳定期进行有效的呼吸肌锻炼，可预防呼吸肌疲劳和呼吸衰竭的发生。他指导患者进行腹式呼吸，鼓励患者力所能及，在病情允许的前提下，采用卧位、坐位或立位，从少到多，持之以恒，最终形成一般不知觉的习惯呼吸方式。通过腹式呼吸训练，增加膈肌力量及膈肌与腹肌在呼吸运动中的协调性，从而增加潮气量和肺泡通气量，减少功能残气量。

 二、慢性阻塞性肺疾病的西医治疗经验

老教授主张慢性阻塞性肺疾病最重要的治疗是戒烟。在急性加重期，尽早口服抗生素治疗。对于中度慢性阻塞性肺疾病急性加重患者，使用口服糖皮质激素以改善症状和缩短病程。稳定期给予吸入性支气管扩张药为主，包括：抗胆碱能药物、β-肾上腺素能药物，频繁发作或合并哮喘患者，可联合使用吸入表面激素。

老教授认为，肺康复对慢性阻塞性肺疾病患者大有裨益，但无法逆转肺功能的恶化。内容包括疾病教育、锻炼、营养治疗等。这些项目能提高患者生活的独立性和生活质量，减少住院的频率和时间，增加患者的活动能力。另外，慢性阻塞性肺疾病患者常因反复发作导致焦虑、抑郁，则予西医抗焦虑抑郁治疗。他认为，慢性阻塞性肺疾病必须进行综合干预。

第四节　哮病（支气管哮喘）的辨治经验

哮病最早的记载源于《黄帝内经》，金元以前，哮证与喘证统属于喘促一门，直至元代朱丹溪才开始明确将哮喘作为独立病名。哮病与喘证分开论述源自明代《医学正传》："哮以声响名，喘以气息言。夫喘促喉间如水鸡声者谓之哮，气促而连续不能卧息者谓之喘。"

一、哮病的中医辨治经验

1. 病因病机

老教授认为，哮病的发病，禀赋为基础，肺脾肾虚为根本，因本有宿痰伏于内，复因外邪侵袭、情志内伤、饮食不节、劳累过度而触动伏痰而发。正如《证治汇补·哮病》所说："哮即痰喘之久而常发者，因内有壅塞之气，外有非时之感，膈有胶固之痰，三者相合，闭拒气道，搏击有声发为哮病。"

2. 论治经验

《问斋医案》："发时以疏解豁痰为主，平复后脾肾双补为宜。"老教授认为，支气管哮喘是虚实夹杂之证，治疗当分发作期和缓解期。

（1）发时利气豁痰祛邪

新邪引动伏痰，痰随气升，气因痰阻，痰气相搏，壅塞气道，气道不利，肺气宣降失常而发为哮病。老教授认为，发时应以利气豁痰祛邪为法。若喉中哮鸣，甚则不得卧，咳嗽咯白稀痰，舌淡，苔白滑，脉浮紧或弦紧者，寒哮也，治宜温肺散寒，化痰平喘，方用射干麻黄汤，常加旋覆花或合三子养亲汤加强降气平喘之力；如有化热之象，加桑白皮、黄芩清泄肺热；如寒象明显者，加干姜；如表寒里饮著者，改用小青龙汤。若喉中痰鸣如吼，咳嗽咯黄痰不爽，烦闷不安，面赤，口苦，舌红，苔黄腻，脉滑数或弦滑者，热哮也，治宜清热宣肺，化痰定喘，予经验方宣肺化痰方加炙麻黄、射干，或定喘汤；如夜间咳嗽、喘鸣甚，乃外感风寒化热或本虚复感热邪，加干姜、细辛；如痰多气涌，加三子养亲汤。

老教授认为，肺为娇脏，不耐寒热，过寒则气闭，冰伏其邪；过热则气沸，痰热胶结难化，故宜审寒热轻重而治之。《丹溪心法》云："善治痰者，不治痰而治气。气顺则一身之津液亦随气而顺矣。"老教授认为，哮喘的发生、演变和转归过程均与气机失宜、痰蕴内伏有关，治痰先治气，故多选用三子、枳壳、陈皮、法半夏等利气之品。对反复发作的患者，需时时顾护正气，不能攻伐太过。

（2）缓时固本培元

"不扶其土，无以生金，不固其下，无以清上，法当固肾扶土为主，清上实下辅之，爱以六味、六君加减，守常调治，或可图功。"老教授认为，哮病虽进入缓解期，但久病必虚，伏痰顽固，易反复发作。所以，预防哮病的复发非常重要，而预防的根本在于固本培元。他从临床实践中发现，哮病缓解期多以肺、脾、肾虚或相兼存在，故健脾补肾，纳气平喘是本病缓解期之治疗大法。他临证多用四君子汤、陈夏六君子汤、玉屏风散、补中益气汤、右归丸、人参蛤蚧丸等化裁，选用人参、阿胶、蛤蚧、熟附子、核桃仁等，肾虚者加服中成药补肾培元胶囊。

老教授还擅用膏方固本培元。他认为，个体膏方效法大自然秋收冬藏的变化规律，于冬季服食膏方，以收敛肺气，藏精于肾，提高机体免疫力，起到养精蓄锐的作用，且药力缓和，效果持久，对预防及减少哮喘复发尤为重要。他还喜用乌鸡、乌龟、甲鱼等血肉有情之品入膏方，增加蛋白质，加强补益之功。

《素问·脉解篇》云："阴气在下，阳气在上，诸阳气浮，无所依从，故呕咳上气喘也。"老教授认为，三伏贴是治疗哮病的辅助手段。因三伏天是一年中阳气最旺的时候，经气最为旺盛，三伏贴是在《内经》"春夏养阳"理论指导下，以温经散寒之品贴敷穴位，旨在通经走络，温阳散寒，扶助肾中元阳，补一身之阳气，拔病外出。对阳气虚衰者尤佳。

二、支气管哮喘的西医治疗经验

老教授认为，支气管哮喘是一种慢性发作性疾病，需中西医结合治疗，减少发作次数。西医的规范化治疗必不可少，吸入表面激素（ICS）是治疗哮喘的主要药物，根据哮喘的 1~5 级选用不同剂量的 ICS 或联合支气管扩张剂。对于病情稳定患者，3~6 个月评估治疗效果，动态调整治疗方案。

第三章　专病论治

第五节　鼻鼽（过敏性鼻炎）的辨治经验

鼻鼽是以发作性鼻痒、喷嚏、流清涕、鼻塞为主要表现的疾病，相当于现代医学的过敏性鼻炎。随着大气污染的日渐严重，人们体质的下降，它已成为常见病、多发病。

 一　鼻鼽的中医辨治经验

鼻鼽亦称为鼽嚏、鼽嚏、鼽水、鼽、嚏等。有关鼻鼽的记载，最早见于西周《礼记·月令》："季秋行夏令，则其大水，冬藏殃败，民多鼽嚏。"而正式称之为鼻鼽则首先见于《素问·脉解篇》："所谓客孙脉，则头痛、鼻鼽、腹肿者，阳明并于上，上者则其孙络太阴也，故头痛、鼻鼽、腹肿也。"后世医家对此病的论述也较多，如金代《刘河间医学六书》中说："鼽者，鼻出清涕也。"对鼻鼽的病因，明代《证治要诀》说："清涕者，脑冷肺寒所致。"

1. 病因病机

（1）肺脾气虚是根本

肺为华盖，为脏腑之外卫；肺主一身之表，抵御外邪，护卫肌表。肺为娇脏，外合皮毛，开窍于鼻，与天气相通，六淫之邪侵袭机体，均易犯肺而为病。《内经》云："邪之所凑，其气必虚。"老教授认为，肺气虚则卫表不固，外邪乘虚而入，肺气不得通调，鼻窍不利而为鼻鼽。脾肺两脏经脉同属太阴，手太阴肺经的主干起于中焦。脾肺为子母之脏，肺气虚必然会子盗母气累及脾，成肺脾气虚。若脾气虚弱，则运化无权，生化乏源，不能滋养肺金，肺气随之衰少，又可发为鼻鼽。因此，肺脾气虚是鼻鼽发病的根本，也是内在因素。

（2）感受寒邪是诱因

《圣济总录·卷第一百一十六·鼻门》曰："五藏化液，遇热则干燥，遇寒则流衍，鼻流清涕，至于不止，以肺脏感寒，寒气上达，故其液不能收制如此，且涕泗，皆鼻液也。"老教授遵此，认为感受寒邪是引致鼻鼽发病的诱因，故临床常见天气寒冷、空调环境、晨起时易发作，每至上午9~10点阳气渐隆时症状缓解。

《素问·生气通天论》载："阳者，卫外而为固也。"卫气，宣发于上焦，生成于中焦，但是根源却在下焦。若肾阳不足，则卫气虚弱，也可发为鼻鼽。老教授认为，鼻鼽的发病与特禀体质有关，临证以肺脾气虚，卫外不固者居多，是发病的根本，感受寒邪是其诱发因素，肺虚感寒是其发病机理。

2. 辨证要点

鼻鼽以发作性鼻痒、喷嚏、流清涕、鼻塞为主要见症。若肺气虚寒，卫表不固者，或伴嗅觉减退，早晚易发，畏风怕冷，遇风（寒）或异味即作，容易感冒，气短懒言，自汗，面色苍白，舌淡，脉细弱。若兼见脾气虚弱，化生不足者，则见面色萎黄无华，或食少纳呆，腹胀便溏，舌淡胖边齿痕，脉细弱无力。

3. 论治经验

（1）立法依据

《石室秘录》："治肺之法，正治甚难，当转治以脾，脾气有养，则土自生金。"《金匮要略》中便有"四季脾旺不受邪"之说。老教授宗此，立补气固表散寒之法。

（2）方药

老教授选用补中益气汤合桂枝汤、苍耳子散化裁。处方组成：黄芪30克，白术15克，党参15克，陈皮10克，升麻5克，柴胡10克，炙草10克，当归10克，白芷10克，白芍15克，苍耳子15克，辛夷15克，桂枝5克。方中黄芪甘微温，归肺、脾经，补中益气，升阳固表为君药。桂枝温阳扶卫气，助黄芪固表；党参、白术补气健脾，助君补益中气；三者共为臣药。血为气母，气虚日久，营血亦亏，用当归、白芍养血和营，协助党参、黄芪以补气养血；桂枝配伍白芍，既是发散中寓敛汗之意，又是固表中有微汗之道，固表而祛邪；陈皮理气和胃，使诸药补而不滞，苍耳子、辛夷花、白芷散风邪，通鼻窍；并以少量升麻、柴胡升阳举陷，协助君药以升提下陷之中气；八者俱为佐药。炙甘草甘、平，有安内攘外之能，用以调和中气，既以调和表里，且以调和诸药矣。综观全方，既有补中益气汤补中气而益肺气，桂枝汤调和营卫，又有苍子散祛风散邪通窍，诸药配伍，扶正而不敛邪，祛邪而不伤正，共奏补气固表散寒之功。方用苍耳子散辛温发散，只适合使用于急性发作期，久服恐发散太过，损伤阳气。且苍耳子有毒，用量不宜过大，亦不宜作为长期服用，有明显肝肾功能损害者慎用。

若鼻塞明显者，加藿香；伴畏寒肢冷，加熟附子、肉桂；头痛、流涕夹黄者，加杭菊花；若兼脾虚气滞者，加砂仁、木香，香砂六君子汤之意；若偏于脾胃虚寒者，加干姜，理中汤之意。

老教授认为，鼻鼽的中医治疗目标在于扶正气，除服药外，天灸、穴位自血疗法亦甚佳。他主张患者结合适量运动，提高自身对冷热温度的适应能力，如游泳、跑步，冷水浴亦十分有效。

二、过敏性鼻炎的西医治疗经验

过敏性鼻炎即变应性鼻炎，是指特应性个体接触变应原后，主要由 IgE 介导的介质（主要是组胺）释放，并有多种免疫活性细胞和细胞因子等参与的鼻黏膜非感染性炎性疾病。

糖皮质激素吸入疗法是目前治疗过敏性鼻炎最有效果的治疗方法，这种吸入方法没有鼻黏膜的刺激感，还可以全面控制鼻部炎症，预防复发，还可以同时预防和控制哮喘的气道炎症，而且鼻用激素副作用不大，不必担心激素的严重副作用。若患者症状较重，老教授则短期应用糖皮质激素，如布地奈德喷鼻剂、氟替卡松喷鼻、糠酸莫米松喷鼻等，持续时间不超过 3 周，或同时口服抗组胺类药物 1 周，如氯雷他定。

第六节　恶性肿瘤术后的辨治经验

恶性肿瘤是临床的常见疾病，早期进行手术切除是其最佳的治疗方法。术后的放疗、化疗引致的副作用往往对患者造成严重的影响，甚至导致一些患者因不能忍受而拒绝放、化疗，从而错过了治疗的最佳时机。老教授认为，运用中医药对恶性肿瘤术后或放、化疗患者进行调治，不仅能改善放、化疗带来的副反应，还能增强患者体质，预防肿瘤复发转移，对提高患者生活质量和生存率具有积极的意义。

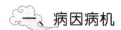 一、病因病机

中医学对肿瘤的认识由来已久，早在殷墟甲骨文上就有瘤的病名。而《内经》已有瘤的分类记载，提出瘤的发病是由于"邪气居其间"，并认为在不同的部位发为不同的肿瘤，如筋瘤、肠瘤、昔瘤、骨疽等。《卫济宝书》上第一次出现"癌"字。老教授认为，在发病机理上，中医强调"邪之所凑，其气必虚"，正气的虚损是肿瘤发病的根本原因。正如《医宗必读》所说："积之成也，正气不足，而后邪气踞之。"在正气亏虚的基础上，加上外感六淫、饮食失调、内伤七情、劳倦过度等致病因素影响，日久致脏腑功能失调，形成气滞、血瘀、火毒、痰凝等病理产物，长期刺激而致。在众多致病因素之中，情志因素与恶性肿瘤发病的关系最为密切，尤其是甲状腺、乳腺及肺部的肿瘤。现代人生活节奏紧张，竞争激烈，对名利的追逐，致情志不遂，肝郁气滞，血行不畅而成瘀成癌。

恶性肿瘤的早期，正虚邪实是其主要病机。肿瘤病程长，正气渐亏，经手术、放疗、化疗治疗后，一方面邪气渐减，但仍有余邪留而未尽；另一方面正气损伤，表现为正虚邪变。正虚多为脾气虚为主，多表现为面色苍白或萎黄，头晕，疲倦乏力，精神不振，恶心，纳少，大便溏，舌淡、脉沉细或沉弱。放疗后亦可伴有阴虚，症见口干，咽干，口舌生疮，夜寐多梦，手足心热，腰酸腿软，舌苔少，脉细数无力。化疗后则出现恶心呕吐，胃脘满闷，口淡流涎，头晕眼花，气短乏力，纳呆等脾胃虚寒，气血亏虚的表现。

二、论治经验

老教授认为，恶性肿瘤术后或放疗、化疗后，邪毒去之八九，元气已伤，治疗宜扶正为主，或辅以祛邪，扶正不助邪，祛邪不伤正。总的原则不外是辨邪正虚实而施治，纠正脏腑阴阳气血之盛衰。他主张放、化疗期间必须配合中药治疗，增强体质，减少其毒副反应，帮助患者顺

利度过治疗期。

1. 扶正气，补脾为先

老教授认为，恶性肿瘤术后，特别是放、化疗之后，其间胃肠道反应极大，防御功能严重受影响。脾为后天之本，气血生化之源，扶正当从培补脾胃入手，所谓"有胃气则生""无胃气则死"。恰恰健脾益气有助于改善胃肠功能，改善营养吸收，缓解消瘦、乏力、食欲不振等症状；同时健脾补气法对提升白细胞，调整人体免疫系统有十分显著的疗效。

老教授多选用四君子汤、补中益气汤、香砂六君子汤、参苓白术散、理中汤。加减法：畏寒肢冷、腰膝酸软，神疲倦卧，小便清长，大便溏薄，舌淡，苔白润，脉沉细无力者，阳气亏虚也，加熟附子、肉桂；兼阴虚者，合生脉散，或加黄精、天冬、麦冬、石斛、太子参、西洋参等养阴之品；伴头晕眼花、心悸者，血虚也，合四物汤或归脾汤；咽干舌燥、失眠多梦，潮热盗汗，五心烦热，舌红，少苔，脉细数者，阴虚火旺也，合知柏地黄汤、增液汤等；纳少者，鸡内金、山楂、谷芽、麦芽等消食开胃。

放、化疗的中药辅助治疗稍有侧重，化疗损伤气血，治以补气养血，健脾和胃为主，尤其是化疗过程中出现恶心呕吐，纳少者，脾胃虚弱也，宜六君子汤、理中汤或丁蔻理中汤；白细胞减少者，宜当归补血汤、归脾汤。放射线是热毒，损伤的是阴液，治疗以益气养阴为主，宜生脉散。

老教授治疗肿瘤术后，擅用人参、黄芪。人参味甘、微苦，微温，归脾、肺经，有大补元气，复脉固脱，补脾益肺，生津，安神的功效，《神农本草经》谓其能除邪气，现代有医家认为它有抗肿瘤作用。黄芪是临床常用的补气升阳药，时珍释其名曰："耆，长也。黄耆色黄，为补药之长，故名。"黄芪甘、温，归肺、脾经，补一身之气，兼有升阳，固表止汗，排脓生肌，利水消肿，安胎益血的作用。对于体虚多汗、气血两亏有卓著的疗效。老教授临床常用量30～100克。

两者补气升阳，与术后的肿瘤患者正好合拍。现代药理研究和临床试验均表明，两者含有的多糖类物质，对化疗药有增效作用。

老教授认为，扶正还包括体育锻炼、饮食营养，常叮嘱患者加重营养摄入，鼓励患者参加适当的体育锻炼。

2. 顾先天，补肾填精

脾为后天之本，气血生化之源，先天之本需要得到后天充养才能生生不息。脾胃既虚，久则必及肾。临床常见恶性肿瘤术后，尤其是放、化疗的患者，出现面色晦暗，精神疲惫，耳轮焦枯不泽，伴腰膝酸软，头晕乏力、精神疲惫、耳鸣等。老教授认为，耳为肾之外窍，其功能由肾气所主，不仅耳的听觉功能与肾的精气盛衰有密切的关系，耳轮的荣枯也与肾精的盛衰密切相关，耳轮焦枯不泽乃肾精不足，是病已伤及根基。所以他强调，肿瘤术后治疗，需顾先天，补肾填精。他临床上常用左归丸、右归丸，或在补脾的基础上加上补肾填精涩精之品，如：枸杞子、菟丝子、补骨脂、沙苑子、金樱子、覆盆子、五味子、肉苁蓉，或血肉有情之品，如：鹿角胶、阿胶、龟胶等。现代医学研究也认为补肾填精药物有提高免疫功能，恢复骨髓造血功能的作用，对放、化疗后的白细胞减少及贫血大有裨益。

3. 去余毒，少佐祛邪

老教授认为，恶性肿瘤虽经手术及放、化疗治疗，仍有余毒未除，治疗上宜少佐祛邪，对减轻复发率和转移大有益处。在患者正气渐复时，他仅选用一两味祛邪之品，或清热解毒，或活血化瘀，或化痰散结之品，如：猪苓、猫爪草、白花蛇舌草、半枝莲、丹参、田七等。并根据伴随症状加减，如咯血者，加侧柏炭、茜根；咳嗽者，加蜜枇杷叶、胧利叶；湿热偏重者，加地胆草；放射性口咽炎，加地丁、蒲公英清热解毒；入地金牛、露蜂房攻毒消肿。

但临床上亦有患者以邪实为主要见症，多表现为肝气郁结，湿热蕴结中焦，老教授则攻邪为主，辅以扶正，是寓补于泻之意。他多应用半夏泻心汤化裁，调和肝脾，寒热平调，消痞散结。他认为，治疗的目标是谨察阴阳而调之，扶正为主是常理，但也应视实际情况而施之，临证只需切记祛邪而不伤正即可。

4. 疗口疮，内外合治

放疗是头颈部恶性肿瘤的主要治疗手段，口腔溃疡是其最常见并发症之一。放射线乃火热之邪，照射头面部，火热毒邪伤及面部经络，灼伤阴津，损及脏腑气血，熏蒸口舌而发病。患者多疼痛剧烈，甚则进食、张口和说话困难。老教授认为此乃少阴亏虚，阳明有余，火毒上攻之证。老教授主张中医内外合治，药物直接作用于病变部位，起效更捷。他临证多以三根液雾化吸入以清热解毒止痛，露蜂房、细辛、入地金牛煎水含漱，生蒲黄外搽以去腐生肌，促进溃疡愈合。

5. 畅情志，疏肝解郁

情志因素是恶性肿瘤的重要致病因素，而恶性肿瘤患者因为对疾病的担心、恐惧和治疗过程中的不适，更加重情绪方面的问题。老教授特别重视精神调摄的重要性，强调只有情志舒畅，方可气血调和，百病不生。若临床表现为抑郁、焦虑者，除在中药中加入疏肝解郁之品外，亦酌情加上西医抗焦虑抑郁治疗，使中西结合，增强临床疗效。

总之，老教授认为，西医的治疗方法对早期恶性肿瘤患者获益更多，但手术会损伤脏腑组织，引起创伤和并发症，放、化疗缺乏选择性，毒副作用大，对机体免疫功能造成损伤。而中医通过辨证论治，调整脏腑阴阳气血的盛衰，使之达到一个新的平衡，使患者从中获得更持续、远期的好处，这正是中西医结合的优势所在。

第七节　慢性功能性腹泻的辨治经验

慢性功能性腹泻多见于慢性肠炎、肠易激综合征、胃肠神经官能症、吸收不良综合征等，病程较长，常迁延难愈。

 一　慢性功能性腹泻的中医辨治经验

1. 病因病机

慢性功能性腹泻属中医"泄泻""久泻"范畴。古代泄和泻是分开的，大便溏薄而势缓者称为泄，大便清稀如水而势急者称为泻，直到明清才统称为泄泻。《素问·阴阳应象大论篇》云："清气在下，则生飧泄……湿胜则濡泄。"脾为中土，后天之本，气血生化之源。脾宜升则健，喜燥恶湿。脾气健运，则能化生水谷精微，脾气升清，将水谷精微上输心肺，化生气血，脾气散精，荣养五脏六腑、四肢百骸、五官九窍。若脾失健运，脾气不升，不能运化水谷精微，水谷不归正化，湿浊内生，滞而不去，肠腑传导失司，通降不利，则水反为湿，谷反为滞，清浊不分，水走肠间而成泄泻。湿邪阻滞，中焦气机不畅，不通则病。脾虚可致湿浊内阻，湿浊又能困阻中焦，致脾运失司而致泄泻，泄泻能致脾气更虚，两者反复发作，形成恶性循环。泄泻反复发作，迁延不愈，脾阳不振，甚至肾阳亏虚，出现五更泄泻、完谷不化。脾气既虚，肝木必乘脾土，加重了泄泻，亦提示本病存在着肝失疏泄的病机。

老教授认为，本病病机是中阳不足，脾失健运，湿走肠间，中阳不足为本，湿滞为标，或土虚木乘，挟肝气郁结，甚则致肾阳亏虚。病位在脾，及肝，久则及肾。

本病临床表现为：大便溏薄，次数增多，甚则完谷不化，或伴腹痛、腹胀，形体消瘦，面色萎黄，少气乏力，纳少，或伴四肢不温、畏寒肢冷。舌淡，苔白，脉细弱。

2. 论治经验

(1) 温中运脾是关键

老教授认为，泄泻日久，既有脾气亏虚之象，亦有湿浊困阻中焦，脾运受遏之征，因此，运脾化湿是治疗本病之关键。脾贵在运不在补，脾以运为健，以运为补。若只呆补脾胃，只能加重脾胃负担，使湿浊更著。只有健运脾胃，气化复常，才能杜绝生湿之源，气血生化亦得以保证。而运脾又贵在温。叶天士曰："太阴湿土得阳始运。"《名医方论》曰："阳之动始于温，温气得而谷精运。"中阳不足，脾失健运，内不能运化水谷之湿。湿为阴邪，得温得化，脾为湿土，得阳则运。温阳药味辛性湿，能启动脾阳，醒脾燥湿，使中焦脾土阳性升发，脾气散精，则水谷精微得升，水湿得化。故老教授治疗本病采用培土建中，温运中阳，佐以祛湿化浊之法。临床多选用参苓白术散或香砂六君子汤化裁。酌加木香、陈皮、厚朴、藿香、佩兰等理气醒脾化湿之品，加附、桂、姜等温中之品，亦是补火生土之意。若临床表现为五便泄等脾肾阳虚著者，改用四神汤或附桂理中汤化裁。

(2) 运脾不忘疏肝

《血证论》曰："木之性主于疏泄，食气入胃，全赖肝木之气以疏泄之而水谷乃化，设肝之清阳不升，则不能疏泄水谷，渗泄中满之症在所难免。"脾虚则木乘土，故老教授常在运脾化湿的基础上加疏肝理气、柔肝之品，如枳壳、木香、郁金、香附、柴胡、白芍等。

老教授认为，在治本的同时，若确认无邪，配收敛固涩之品以收近效，如罂粟壳、石榴皮、乌梅、诃子等，泄止更利于扶正强本，既能让患者减轻痛苦，又能增强患者治疗调养的信心。

二、慢性功能性腹泻的西医治疗经验

慢性功能性泄泻临床上多是肠易激综合征、胃肠神经官能症，与情绪有密切的关系，常伴有睡眠欠佳，精神抑郁或焦虑之症状。若久治不愈，老教授主张配合西医抗焦虑抑郁治疗，他喜选用美利曲辛氟哌噻吨片。

第八节　肝脾同调治疗胃脘痛的经验

胃脘痛是临床的常见病、多发病，相当于西医的急慢性胃炎、萎缩性胃炎、胃及十二指肠溃疡、胃痉挛等，常反复发作。

一、病因病机

《临证医案指南》云："胃痛，邪干胃病也。为肝气相乘尤为甚，以木性暴且正克也。"《金匮要略》则指出："见肝之病，知肝传脾，当先实脾，四季脾旺不受邪。"老教授从临床中发现，胃脘痛多因肝脾不调。现代社会，工作生活压力大，饮食多有偏嗜或饮食不节，劳倦、饮食伤脾，常因情志不遂致肝失条达舒畅，肝郁横逆犯胃，发为胃脘痛，症见：胃脘部饱胀或隐痛不适，情绪刺激加重，伴胁肋疼痛，急躁，大便溏，口苦，脉弦而虚，此脾虚肝郁，肝气犯胃之证。或素体脾虚湿盛，痰浊内生，复因情志所伤，肝气郁结，痰浊困阻中焦，郁而化热，致升降失常，成上热下寒，中焦痞塞之证。临床所见，既有口苦、苔黄、喜

冷饮，或泛酸、舌黄等热证表现；又有便溏、手足不温、口淡等寒证表现；还有呕恶、胃脘痞满、纳呆等气机升降失常的表现。此肝脾不调，中虚湿热，寒热虚实夹杂之证。

二、论治经验

老教授擅用肝脾同调的方法治之。若肝郁脾虚，肝气犯胃者，以疏肝理气，健脾和胃为法。老教授临床多选用逍遥散，或补中益气汤、四君子汤、香砂六君子汤合四逆散，或加合欢花、玫瑰花、佛手、香附、乌药、厚朴、郁金、左金丸等疏肝理气和胃之品。如脾虚运化失司，湿热中阻，加地胆草或绵茵陈。若寒热夹杂，肝郁脾虚，湿热中阻之胃脘痛，则予半夏泻心汤，并每加白术、白芍、柴胡以加强疏肝解郁，健脾益气之功。使得寒热互用调阴阳，辛开苦降以复脾胃升降，枢机得利，肝气得疏，诸症自愈。若嗳腐口臭者，食积也，加布渣叶、炒建曲；反酸者，合左金丸；湿热重者，加地胆草；痛甚者，加延胡索；脘胀甚者，加厚朴、台乌；形寒肢冷、腹中肠鸣者，阳气虚衰也，加附子、肉桂。

肝主疏泄，脾主运化，肝之疏泄功能正常，则脾胃升降适度，运化有常。脾气健运，水谷精微充足，才能不断地输送和滋养于肝，肝才能得以发挥正常的功能。所谓"土得木而达，木赖土以培之"。肝脾同调，肝得疏泄，脾得健运，升降有常，则诸症自愈。

老教授认为，胃镜检查而发现慢性胃炎的十之有九，如无临床症状，则不必治疗。而临床常见的胃脘痛，多见于胃神经官能症，与情绪、压力关系密切，如反复发作，需加抗焦虑抑郁药物，如：美利曲辛氟哌噻吨片。他认为，如伴幽门螺杆菌或消化性溃疡时，需结合西医规范治疗。

第九节　郁证（焦虑抑郁症）的辨治经验

郁证是由于情志不舒，气机郁滞所引起的疾病总称，即中医狭义之郁证。相当于现代医学的焦虑症、抑郁症、癔症、反应性精神病等病，主要表现为心情抑郁、情绪不宁、胁肋胀痛、喜悲怒欲哭、咽中如有物梗、失眠多梦、胸闷叹息等症。随着社会的发展，学习、工作、生活节奏的加快，郁证的发病越来越普遍，直接影响患者的身心健康。

一、郁证的中医辨治经验

郁证病名首见于明代医家虞抟的《医学正传》，明代以前有关郁证的论述分为2类：广义的是指人体气血津液等淤滞不通而生的疾病，如《素问·六元正纪大论》："木郁达之，火郁发之，土郁夺之，金郁泄之，水郁折之。"狭义的是指情志抑悒忧郁的疾病，如《景岳全书·郁证》："至若情志之郁，则总由乎心，此因郁而病也。"

1. 病因病机

（1）禀赋为内因，情志不遂为诱因

老教授认为，郁证的发生，体质是发病的基础，患者多是平素性情内向，郁郁寡欢，或素体肝旺，或心虚胆怯者。正如陈无择所说"郁不离七情"，情志不遂乃其诱发因素，如谋虑不遂、郁怒不解、忧思气结、精神紧张或悲愁恐惧等，致肝气郁结，肝失条达，五脏气机不和所致。

临床上部分慢性病患者，如心血管疾病、肺系慢性疾病、胃肠道疾病等，因疾病的长期反复发作，对疾病的担忧、恐惧，均可引致郁证的发生。或年老、体虚者，如手术后、大病后、围绝经期等，也容易发生郁证。究其原因，乃脏气虚弱之故。

（2）气郁为先，累及他脏

王孟英云："七情之病，必由肝起。"郁证初起，气郁为先，郁而化火。肝失疏泄，肝木克制脾土，脾失健运，聚湿生痰，成气郁痰阻之势；若痰浊化热，则成脾虚湿热蕴结。脾虚不运，气血生化乏源，气血不足而成心脾两虚，心神失养。郁火耗伤阴血，导致肝阴不足，肾阴亏耗，或阴损及阳。正如《类证治裁·郁证》说："七情内起之郁，始而伤气，继必及血，终乃成劳。"

（3）郁证的变证

老教授认为，郁证的发生，可以是因病致郁，亦可因郁致病。正如何氏所云："郁之久，变病多端。男子得之，或变为虚怯，或变嗝噎、气满腹胀等证。妇女得之，或为不月，或为堕胎、崩带、虚劳等证。"情志不舒，肝失疏泄，肝气郁结，气机滞阻，气滞则血瘀，瘀血内阻，易致妇女月经不调、胎动不安、乳癖等；瘀血内郁，久为积证，变生甲状腺、肝脏、肺脏及妇科肿瘤。

总之，老教授认为，郁证之发，因于禀赋，或发病时脏气虚弱的体质特点。郁证初起，肝气郁结为首，或郁而化火，或痰气交阻，以实证为主，病位在肝。肝郁脾虚湿浊上扰，属虚实夹杂之证，病位在肝、脾。病久则易由实转虚，损伤心脾，出现气血两虚，进而耗伤心气、心阴，甚则肾阴、肾阳，以虚证为主，病位在心、肝、脾、肾。

2. 论治经验

老教授认为，治疗郁证需辨清虚实和脏腑。治疗之法，不外疏肝解郁、调中解郁、补脏解郁三大法则。

（1）疏肝解郁

"郁病虽多，皆因气不周流，法当顺气为先。"老教授宗此，对肝气郁结、肝郁化火、痰气交阻者，以疏肝解郁为治。多用柴胡、薄荷、香附、薤白等，尤喜用花类药，如：玫瑰花、月季花、合欢花、素馨花、藏红花等清轻之品以条达肝气。肝郁化火，则酌加龙胆草、夏枯草、羚羊骨等清泻肝热之品。肝藏血，体阴而用阳，喜条达而恶抑郁，肝之疏泄功能有赖于肝藏血功能之正常，故疏肝之时亦不忘白芍、地黄、当归等柔肝、养肝之品以养肝体，并防理气药之伤阴血。方选用四逆散、柴胡疏肝散、越鞠丸、丹栀逍遥散、龙胆泻肝汤。

（2）调中解郁

老教授在临床中发现，中虚湿浊之郁证最为多见。此因于情志不遂，则肝气郁结，木不疏土，脾虚则运化失司，痰浊内生，郁而化热，阻塞中焦气机，致升降失常，成上热下寒，中焦痞塞之证，常症见：烦躁失眠，口苦，胸闷善太息，胸脘痞满，大便不爽，手足不温，舌淡，苔黄腻或黄厚。病位在肝、脾。

清·李用粹《证治汇补·内因门·郁证》云："治郁之法，多以调中为要，无他，盖脾胃居中，心肺在上，肾肝处下，四脏所受之邪，过于中者，中气常先受之，况乎饮食不节，寒暑不调，停痰积饮，而脾胃亦先受伤，所以中焦致郁恒多也。治宜开发运动，鼓舞中州，则三阴三阳之郁，不攻自解矣。"

老教授认为，此寒热虚寒夹杂之证，其本质是肝脾失调。脾胃是气机升降之枢纽，非调脾胃之升降不能复其常，立调中解郁之法，予加味半夏泻心汤治之。寒热互用调其阴阳，苦辛并进以调其升降，补泻兼施以顾其虚实，使脾升胃降，枢机得利，肝气得舒，郁结自解。老教授在半夏泻心汤的基础上加柴胡、白芍加强疏肝解郁之功，加白术加强建中运脾之力。若腹痞满不甚，或睡眠不宁者，去干姜，加肉桂，取温下焦及交通心肾之意；肝气郁结尤甚者，加合欢花、郁金、川楝子；肝胃郁热，食积内停者，加布渣叶、炒建曲、吴茱萸；胸膈郁热者，合栀子豉汤；阳气虚弱，阴寒内盛者，加附子、肉桂；胃肠积热者，加枳壳、厚朴、生大黄。临证谨守"中虚湿浊"之病机，紧抓"腹痞满、舌淡或淡红、苔黄腻或黄厚"的辨证要点，并以舌苔的厚薄作为调整用药的依据之一，若舌苔从黄腻转薄，提示中焦湿浊渐去，脾胃升降功能渐复，病向愈。

（3）补脏解郁

郁证日久，病及心、脾、肾，致脏腑功能失调，出现三脏的虚损，尤以年老、体虚者多见。老教授治以补脏解郁，补脏为主，佐以解郁，通过补脏而恢复其气血阴阳平衡。心脾两虚者，予归脾汤、养荣汤；心肾阴虚者，予天王补心丹或知柏地黄汤；肾阳虚者，予附桂八味丸或右归丸。

老教授在临床中体会到，以小剂量高丽参炖服治疗失眠，效果尤佳，这正是通过高丽参补益元气，调整人体阴阳平衡而起效。《神农本草经》也有记载人参"补五脏，安精神，定魂魄，止惊悸，除邪气，明目，开心益智"。具体用法：高丽参75克切片、生姜30克、大枣去核5枚。加清水先后炖3次，每次1小时，将3次药汁混合，分15天早晨空腹服。

（4）心理治疗

《临证指南医案·郁证》云："郁证全在病者能移情易性。"老教授认为，在药物治疗的同时，心理治疗的作用亦不应被忽视。老教授总是以诚恳的态度，耐心向患者解释疾病的病因，消除患者对疾病的恐惧，使其改变焦虑、抑郁的心态，避免忧愁、思虑、紧张等不良情绪，保持心情舒畅，使气机畅顺，气血调和，脏腑安和，诸症自除。

 二、焦虑抑郁症的西医治疗经验

焦虑症和抑郁症是2种不同的疾病，临床上因焦虑和抑郁症经常相互并见，抑郁症常表现为情绪低落、兴趣减退、快感缺失，睡眠以早醒为典型表现；而焦虑症则表现为恐惧担心、紧张害怕、焦虑不安，睡眠以入睡困难为典型表现。

老教授治疗焦虑抑郁症，主张中西医结合，症状轻者，多应用三环类抗抑郁药物氟哌噻吨美利曲辛片，较严重者，应用5－羟色胺再摄取阻滞剂类，如盐酸舍曲林片、盐酸帕罗西汀片、氟伏沙明等。并加苯二氮䓬类药物以镇静、催眠、抗焦虑。

第十节　口疮（复发性口腔溃疡）的辨治经验

口疮是临床的常见病、多发病，甚至有患者反复发作，苦不堪言，西医治疗常无持久的效果，而中医通过辨证论治，常收全功。

 一、口疮的中医辨治经验

1. 病因病机

口疮又称"口破"，其病名首见于《黄帝内经》，亦有病因病机的阐述，如《素问·气厥论篇》载："膀胱移热小肠，膈肠不便，上为口糜。"又如《素问·气交变大论》云："岁金不及，炎火乃行，生气乃用……民病口疮。"《素问·五常政大论》云："少阳司天，火气下临，肺气上从，白起金用，草木青，火见燔炳，革金且耗，大暑以行，咳嚏鼽衄鼻窒，曰疡。"

《素问·至真要大论》曰："诸痛痒疮，皆属于火。"老教授认为，口疮乃热盛肉腐而发，火热是口疮的基本病理。以外感风热之邪或脏腑火热内生为主，饮食、七情所伤、劳倦是其诱发因素。或饮食不节，过食肥甘厚味、辛辣炙煿之品，或过量饮酒，致脾胃积热或脾胃湿热，化火循经上攻，熏灼口舌；或情志不遂，肝气郁结，或忧思过度，心烦不宁，五志化火，致心火上炎，熏蒸于口舌；素体阴虚，或久病伤阴，或劳倦太过，熬夜或夜不成眠，致阴液亏虚，虚火上炎，熏灼口舌。

老教授认为，复发性口疮皆因"火热"为患，但有虚火与实火之分。实证多由火热或湿热蕴郁心、胃、肝，上蒸于口所致；虚火则为阴液亏虚，虚火上灼口舌而发。若失治、误治，反复使用清热解毒中药或抗生素，可致脾胃虚弱，湿热中阻之虚实夹杂之证。病程日久者，常因口疮引起的疼痛和对病情的担忧而出现肝气郁结，伴心情不舒，烦躁不寐，胸胁不适等症。

2. 辨证思路

(1) 看部位，辨脏腑

老教授认为，复发性口疮虽是口腔的疾病，实与脏腑密切有关。《灵枢·经脉》篇云："手少阴之别，循经入于心中，系舌本；脾足太阴之脉，入腹属脾络胃，上膈，挟咽，连舌本，散舌下；足少阴之脉，循喉咙，挟舌本。"脾开窍于口，上唇属脾，下唇属肾，舌为心之苗，心开窍于舌，舌尖属心肺，舌面属脾胃，舌边属肝胆，舌根属肾，腮、颊、牙龈属胃。因此，本病与心、脾胃、肾、肝有密切关系。

老教授认为，舌尖部溃疡与心有关；足厥阴肝经其支脉下行颊里环绕口唇，舌边溃疡、颊黏膜溃疡与肝有关；足阳明胃经入上齿中，出挟口环唇，牙龈溃疡与胃有关。

(2) 辨证型

老教授根据临床观察，总结出复发性口疮以阴虚火旺、脾虚湿热、肝火上炎3型最为常见。

① 阴虚火旺型：

《景岳全书》曰："口疮，连年不愈者，此虚火也。"复发性口疮临床所见此型最多，常见于素体阴虚，或劳倦过度，或病后伤阴，或经常熬夜之人。口疮常反复发作，彼伏此起，迁延不愈，伴夜寐不安，手足心热，烦躁，咽干鼻燥，甚则耳鸣，舌红，少苔，脉细数。此型亦往往见于阴虚之证，而误用长期清热解毒之品，不但不能控制病情，而且苦寒伤阴，阴液更伤，虚火更旺。老教授认为，口疮之所以反复发作，乃因阴虚火旺，火不归元。

②脾虚湿热型：

此型多是饮食不节者，恣食肥甘厚味、辛辣炙煿之品，或过量饮酒，致脾胃受损，运化失司，湿热内蕴，成脾虚湿热之势。常伴脘腹痞满，口苦，大便黏腻不爽，舌苔黄腻，脉滑。老教授认为，此虚实夹杂之证，既有脾虚，又有脾胃湿热为标。

③肝火上炎：

此型好发于七情过极化火者，常伴急躁易怒，心烦不寐，面红目赤，或眼眵多，舌红，脉弦数有力。

3. 论治经验

老教授认为，治疗口疮，以"火"为关键，分清实热证还是虚火至关重要。急性口疮者，多以湿热内盛，灼熏口舌者居多，所以在治疗上必清三焦之火热，可予泻黄散、泻青丸、龙胆泻肝汤、导赤散之类去湿热实邪。

慢性复发性口疮者，以阴虚火旺者居多，治疗宜壮水之主，以制阳光，切忌苦寒伤阴。若反复不愈，则少佐肉桂引火归元，常用知柏地黄汤或玉女煎化裁。脾虚湿热者在岭南亦不少见，治疗上既要健脾运脾，又要清中焦湿热，老教授选用辛开苦降、寒热并用之半夏泻心汤化裁，酌加地胆草、绵茵陈等清胃肠湿热之品。肝火上炎者，则以龙胆泻肝汤化裁。而日久伴肝气郁结者，宜加疏肝解郁之品，如：玫瑰花、郁金，或合四逆散、丹栀逍遥散之属。

老教授还擅长结合中医外治法治疗复发性口疮。他根据多年临床经验，用露蜂房、苦参、细辛、入地金牛、冰片煎汤含漱，有解毒消肿止痛之功，既能缓解症状，亦促进口疮愈合。现代药理研究也发现，苦参具有消炎作用；细辛水煎液有表面麻醉作用，可止痛活血，促进溃疡面愈；冰片对口腔炎引起的口腔黏膜剥落、糜烂或溃疡，有明显的促进愈合和止痛作用；入地金牛具有局部麻醉，止痛的作用。

他还常用三根液雾化吸入以清热解毒止痛，生蒲黄外搽以去腐生肌，促进溃疡愈合。

二、复发性口腔溃疡的西医治疗经验

复发性口腔溃疡，又称复发性阿弗他溃疡，是口腔黏膜疾病中发病率最高的一种疾病，普通感冒、消化不良、精神紧张、郁闷不乐等情况均能引起该病的发生。

老教授认为，复发性口腔溃疡症与体质、饮食、情绪、压力等关系密切，尽量避免诱发因素，可降低发生率。若经中药治疗仍症状反复的，可予短期口服激素以缓解症状。若因情绪引起或病程长而出现焦虑抑郁情绪的，予抗焦虑抑郁治疗。

第十一节 蛇串疮（带状疱疹）的辨治经验

蛇串疮相当于现代医学的带状疱疹，是临床常见的皮肤病。临床以单侧分布、带状排列的簇集性水疱为皮肤症状，循神经走向分布，伴随剧烈的神经痛，病程一般 2 ~3 周，最多 4 周，水疱干涸、结痂脱落后留有暂时性淡红斑或色素沉着。部分患者在水疱结痂后仍存在神经痛，甚至持续数月至数年不等，痛苦不堪。老教授从湿热毒瘀论治。

一、蛇串疮的中医辨治经验

1. 病因病机

蛇串疮因其常发部位、症状特点及疱疹形状而得名，又称"缠腰火丹""蜘蛛疮""火带疮"等。如隋代《诸病源候论》曰："甑带疮者，缠腰生，此亦风湿搏于血气所生，状如甑带，因以为名。"明代《疡医准绳》首先称之为火带疮、缠腰火丹。

老教授认为，蛇串疮的发病与正气不足有关，年老或劳倦致虚，是其发病的根本。内因于情志不畅，肝经郁火，或过食辛辣厚味，脾经湿热，或素体脾虚湿盛，复感湿热毒邪，内外合邪，蕴结于肌肤而发。湿热毒邪阻滞经络，气机郁滞，不通则痛。气滞则血行不畅，甚则血滞成瘀，与湿热毒邪互结，成湿、热、毒、瘀搏结，缠绵难解之势，故疼痛剧烈，年老体虚者，因血虚肝旺，更是经久不休，病程迁延。病位以肝、胆、脾为主，病性以实证为主，临床常见皮肤疱疹色鲜红，灼热刺痛，烦躁易怒，口苦，小便黄，大便干结，苔黄，脉弦数等症状。

2. 论治经验

（1）从肝论治，以通为法

蛇串疮发生在胸部、腰肋部最为多见，头面部及颈部次之。老教授从临证中发现，发于胸腹及侧腰部者，多属足少阳胆经、足厥阴肝经所过之处；发于头面部者，好发于一侧颞部或额及眉弓或口旁、鼻旁、巅顶，属足阳明胃经、足少阳胆经、足厥阴肝经所过之处；发于上肢者，多属手少阴心经所过之处；发于股部、会阴部者，多属足太阴脾经所过之处。临床所见实乃湿热毒瘀蕴结所致经络壅滞不通的见症，多侵犯足少阳胆经、足厥阴肝经，他主张从肝论治，以通为法，清泻肝经湿热，泻火解毒，行气通络定痛。

（2）分期分主次论治

急性期，以湿热毒邪蕴结为主要矛盾，治以清热利湿，泻火解毒，行气通络为主，辅以活血散瘀；龙胆泻肝汤化裁。组方：龙胆草5～15克，山栀子15克，黄芩15克，泽泻15克，木通15克，车前子15克，当归15克，生地30克，柴胡10克，生甘草10克，青皮10克，乳香10克，没药10克。方中龙胆草苦、寒，乃足厥阴、少阳之正药，擅能清热利湿泻火，为君药。黄芩、栀子苦寒泻火，燥湿清热，共为臣药。泽泻、木通、车前子渗湿泄热，导热下行；火热所伤，耗伤阴血，当归、生地养血滋阴凉血，使邪去而不伤阴血；青皮入肝胆二经气分，通肝胆之气，疏利肝邪破滞气，亦是为"火郁发之"之意；乳香香辛走散，通气化滞，活血行气止痛，消肿生肌；没药散瘀定痛，消肿生肌；共为佐药。柴胡舒畅肝经之气，引诸药归肝经；甘草调和诸药，共为佐使药。诸药合用，清热利湿、泻火解毒中佐以行气通络定痛，总不离"通"之宗旨，使湿热得清，火毒得除，气血通利，诸症得除。若热毒甚者，加半枝莲、蒲公英；湿热甚者，加苦参；肝火炽盛者，加羚羊骨；疼痛甚者，加延胡索、威灵仙、入地金牛。"伤于湿者，下先受之",若发于会阴部、下肢者,加生薏仁或合五苓散。

发病2~3周后,水疱干涸、结痂脱落后,暂时性留有淡红斑或色素沉着,大多数患者已症状消失,而一部分年老体弱或失治者,仍疼痛未解。老教授认为,这是蛇串疮引致的后遗症,此时以经络气血瘀滞为主要矛盾,湿热毒邪未尽,治以行气通络,活血定痛为法,兼清热利湿解毒以去余毒,老教授以血府逐瘀汤加味。组方:红花10克,桃仁10克,赤芍10克,生地黄15克,当归10克,川芎10克,柴胡10克,枳壳15克,桔梗10克,盐牛膝15克,栀子10克,青皮10克,延胡索15克,乳香5克,三七10克,甘草5克。若湿热较重,加龙胆草;疼痛较剧,加入地金牛、延胡索、泽兰、威灵仙;体虚者,去青皮;气短乏力者,加黄芪;皮肤瘙痒者,加荆芥、防风、蛇床子。若病变部位在头面者,或改用通窍活血汤加葛根、羚羊骨、入地金牛、乳香、没药、三七。

蛇串疮的疼痛痛处固定,日轻夜重,呈抽掣样、针刺样或刀割样痛,程度剧烈,难以忍受,且贯穿于疾病的全过程。老教授认为,此乃气血郁滞,经络不通。因此,行气活血,通络止痛这一治则应贯穿于蛇串疮的整个治疗过程,更有利于减少后遗神经痛的发生。他临床常用青皮、延胡索、威灵仙行气通络止痛,赤芍、桃仁、红花、乳香、没药、三七、泽兰等活血散瘀止痛。

清·高锦庭在《疡科心得集·例言》中提到"盖以疡科之证,在上部者,俱属风温风热,风性向上故也。"发于头面部者,老教授每加祛风止痛药,选用全蝎、蜈蚣等虫类药物搜风通络,解痉止痛,加白芷、防风、羌活、细辛疏散外风。

(3)循经用药

老教授亦擅循经用药。发于足少阳胆经、足厥阴肝经者,柴胡必不能减;发于面部属胃阳明经者,加葛根、石膏、白芷;发于头面部属足少阳胆经或足厥阴肝经者,加细辛;发于上肢者,加桑枝、威灵仙;发于下肢者,加独活。

(4)不废外治

老教授在内服中药的基础上,亦不忘合用中医外治法。他常予苦参汤加当归、红花外洗以清热燥湿,活血化瘀,加强临床疗效。

二、带状疱疹的西医治疗经验

带状疱疹是由水痘－带状疱疹病毒引起的急性感染性皮肤病。对此病毒无免疫力的儿童被感染后，发生水痘。部分患者被感染后成为带病毒者而不发生症状。由于病毒具有亲神经性，感染后可长期潜伏于脊髓神经后根神经节的神经元内，当抵抗力低下或劳累、感染、感冒时，病毒可再次生长繁殖，并沿神经纤维移至皮肤，使受侵犯的神经和皮肤产生强烈的炎症。皮疹一般有单侧性和按神经节段分布的特点，由集簇性的疱疹组成，并伴有疼痛；年龄愈大，神经痛愈重。发病率随年龄增大而呈显著上升。若症状严重者，老教授给予利巴韦林片抗病毒1周，普瑞巴林胶囊止痛，三维B片营养神经。在后遗症期，疼痛剧烈者，则加用普瑞巴林胶囊、三维B片。

第十二节　肺风粉刺（女性痤疮）的辨治经验

痤疮中医称为"肺风粉刺"，如《诸病源候论·卷二十七·面皮包候》云："面疮者，谓面上有风热气生疮，头如米大亦如谷大，色白者是。"但临床发现，许多成年女性，甚至更年期女性出现痤疮。有些患者是以痤疮就诊伴有月经不调，有些是以月经不调就诊伴见不同程度的痤疮，月经不调多表现为痛经，痤疮每于月经前发生或增多，经后自行缓解或减轻，呈周期性变化。老教授认为，女性痤疮与月经相关，可配合调经达到治疗目的。

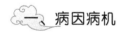一、病因病机

痤疮的病因病机最早记载见于《素问·生气通天论篇》："汗出见湿，乃生痤痱"；"劳汗当风，寒薄为皶，郁乃痤"。痤、皶均是指痤疮，揭示了痤疮的病因病机是汗出之后，毛孔空虚，或机体疲劳，卫气亏虚，湿邪或寒邪、风邪乘虚而入，相互搏结，瘀滞局部发为痤疮。

《医宗金鉴·夕科心法要诀》曰："肺风粉刺肺经热，面鼻疙瘩赤肿痛，破出粉汁或结屑，枇杷颠倒自收功"提示了痤疮的病机为肺经郁热。

老教授认为，女性痤疮主要是由于肾阴亏虚，相火过旺，加之后天饮食、情志失调，致肝经郁热，肺胃热盛所致。先天因素，或熬夜等致肾阴不足，相火妄动，上灼肺金，而肺主皮毛，故发为痤疮；再者，肾阴既亏，水不涵木，致肝阴不足，肝体阴而用阳，肝阴不足则疏泄失常，肝经郁而化火，加之当今社会工作、生活节奏紧张，女性承受更大压力，情绪易波动，肝失疏泄，郁而化火，火热上攻而发为痤疮。若饮食不节，恣食肥甘厚味、辛辣，上蒸于肺胃，肺胃血热亦发为痤疮。肾阴不足，肝失疏泻，可致冲任不调。冲为血海，任主胞胎，冲任不调，则血海不能按时满溢。经前阴血下聚于胞宫，虚火易浮越于上，故经前月经增多。肝失疏泄，肝气郁结，气行不畅，气滞则血瘀，故经血不利，伴见经行小腹疼痛，乳房胀痛等。

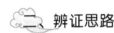

二、辨证思路

1. 看部位

《灵枢·五色篇》云："庭者，首面也；阙上者，咽喉也；阙中者，肺也；下极者，心也；直下者，肝也；肝左者，胆也；下者，脾也；方上者，胃也；中央者，大肠也；挟大肠者，肾也；当肾者，脐也；面王以上者，小肠也，面王以下者，膀胱子处也……"老教授认为，痤疮分布的部位，提示了病变的脏腑所在，如：眉心上的痤疮为咽喉的病变，眉心的痤疮为肺的病变，鼻根为心的病变，鼻柱为肝的病变，鼻柱旁为胆的病变，鼻尖为脾的病变，鼻翼为胃的病变，颧骨下为大肠的病变，颊为肾的病变，鼻翼旁为小肠的病变，等等，面王以下为子处所属部位，提示胞宫的疾病。

2. 问月经

对女性痤疮患者，老教授必详问月经的期、色、质、量及伴随症状。临床观察表明，面王以下有痤疮者，多伴有月经不调，尤以经行小腹疼痛、乳房胀痛为多，或经色暗红夹血块，或伴舌质黯、有瘀点、舌底络脉迂曲，或伴胸胁胀痛等肝气郁结，气滞血瘀之证。

《妇人大全良方》曰："因经不调而生他病，当先调经，经调则他病自愈。"老教授认为，治疗女性痤疮，须遵循月经周期分期而治。在行经期，顺应血海的满溢、胞宫藏泻，以疏导为法，治以疏肝理气，活血通经，或少佐清热解毒，使肝郁得舒，气血通畅，瘀血得去，火亦自除。老教授多选用血府逐瘀汤，或加月季花、玫瑰花、合欢花、素馨花等花类疏肝理气调经，或根据辨证酌加少量清热解毒之品，如：银花、连翘、蒲公英等。应用时间掌握在经前 1 周，连服 3 ~7 天。非月经期，老教授则根据辨证分型，或养阴清热，凉血解毒，或养阴清肺胃，或清泄肝火为法，以二至丸合五味消毒饮、枇杷清肺饮、生地四物汤等，或酌加夏枯草、龙胆草，亦不忘少佐疏肝理气之品。这种分期而治的方法，既促进了痤疮的消退，亦达到了调经的目的，相得益彰。

第十三节　月经病（月经失调）的辨治经验

月经病是以月经的期、量、色、质发生异常，或伴随月经周期，或于经断前后出现明显症状为特征的疾病，是妇科临床的常见病、多发病。老教授从医近五十载，博采众家之长，在月经病的中医治疗方面有丰富的临床经验，他认为月经病之治在于调，补其不足，损其有余。

一、病因病机

月经病的发生，多因体质因素、外感寒热湿邪、内伤七情、房劳多产、饮食不节、劳倦过度，致脏腑功能失调，气血不和，导致冲任二脉的损伤而发。

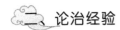 **二、论治经验**

1. 先天为本，后天辅之

（1）先天为本

《素问·上古天真论》云："女子七岁，肾气盛，齿更发长；二七而天癸至，任脉通，太冲脉盛，月事以时下，故有子……七七任脉虚，太冲脉衰少，天癸竭，地道不通，故形坏而无子也。"强调了肾气盛衰在月经生理方面的重要性。肾为先天之本，肾藏精，主生殖；肾经与冲脉下行支相并，与任脉交于关元；肾与胞宫相系。月经的产生，以肾气充盛，天癸至为基础，肾气的盛衰决定着天癸的至与竭，影响着气血的盈与虚。只有肾之精气充盛，天癸至，脏腑气血调和，任脉通畅，冲脉充盛，月事方以时下，故《傅青主女科》有"经水出诸肾"之谓。因此，老教授认为，补肾为调经之第一法。

若肾气不足，精不化血，冲任不足，可致月经衍期、闭经、月经过少等；若肾气虚衰，肾失封藏，可致崩漏、月经先期、月经过多等。老教授立补肾益气调经为法，方用附桂八味丸，酌加肉苁蓉、菟丝子等。

若肾阳虚衰，命门火衰，胞宫虚冷，或火不暖土，温运失司，可致闭经、经行浮肿、经行泄泻。老教授立温肾壮阳，补益命门之火为法，方用右归丸、右归饮，酌加淫羊藿、巴戟、菟丝子、覆盆子等。

若肾之阴精匮乏，冲任血海不能按时满溢，则致月经后期、月经过少、闭经、月经先后不定期等，老教授立滋阴养血，补肾填精为法，方用六味地黄丸、左归丸、左归饮，配伍龟板、龟板胶、阿胶、鹿角胶等血肉有情之品，酌加肉苁蓉、菟丝子、沙苑子等加强补肾填精之功。

若肾阴亏虚，虚火上炎，迫血妄行，可致月经间期出血、崩漏，老教授立滋阴清热为法，方用知柏地黄汤配伍二至丸，酌加龟板、鳖甲等壮水之主，以制阳光。

（2）后天为辅

"血者，水谷之精气，和调五脏，洒陈六腑。在男子则化为精，女子则上为乳汁，下为月经。"脾为后天之本，主运中州，主生血统血，为气血生化之源。冲为血海，是五脏六腑之海，与阳明经会于气街，且关系密切，故有"冲脉隶于阳明"之说。血为月经物质基础，脾胃健运，则生化有源，血海充盈，气血调和，月事以时下，藏泻有权。若脾不统血，则冲任不固，血失统摄，可致月经先期、月经过多、崩漏等；若脾虚不运，化源不足，则冲任血虚，无余下，可致月经后期、月经过少、闭经等。

老教授认为，健脾胃可固冲任，冲任固，经血自调。对于脾虚所致之月经病，老教授喜用归脾汤、补中益气汤。兼肾虚者，加菟丝子、熟地；气虚明显者，加肉桂补火生土。脾非先天之气不能化，肾非后天之气不能生，对肾虚之月经病，老教授亦加用黄芪、党参、白术等健脾益气之品培补后天，使后天化源充血，充养先天。

2. 疏肝理气，活血化瘀

"女子以肝为先天"，冲任二脉与足厥阴肝经相通，而隶属于肝。肝主疏泄，喜条达而恶抑郁，调畅气机，又可调节冲任二脉的生理活动。肝藏血，体阴而用阳，肝的疏泄功能有度，足厥阴肝经之气调畅，则任脉通利，太冲脉盛，月经应时而下。若肝不藏血，血不能养肝，肝阳易亢，则疏泄失常。现代社会工作节奏快，竞争激烈，生活压力大，女性既要工作，又要兼顾家庭，肝气易郁，疏泄失职，气机郁结则冲任郁滞，可致月经后期、闭经、月经过少、经行乳房胀痛、痛经等；若暴怒伤肝或肝郁化火，肝气横逆，血随气行，则致月经过多、月经先期、崩漏、经行吐衄等。肝郁气滞，气滞则血行不畅，久则成瘀，或月经期、人流后或产后余血未尽，又感于寒、热，或过食寒凉生冷，或滥用止血药物，瘀阻冲任，易致经行腹痛、崩漏、月经过多、闭经等。

《灵枢·五音五味》曰："妇人之生，有余于气，不足于血，以其数脱血也。"气为血帅，血为气母，气血在生理上相互依存，病理相互影响。月经病既为血病，伤于血者，必及于气。

《女科经纶·调经以开郁行气为主论》说："方约之曰：妇人以血用事，气行则无病。"老教授宗此，临证重视调肝理气，活血化瘀。调肝者，养肝、柔肝、清肝、疏肝也。肝血不足者，宜养肝柔肝，四物、二至、枸杞子、制首乌、白芍之类，阴血得养，肝体柔和，肝阳不亢，疏泄有度；肝气郁滞者，宜疏肝理气解郁，方用四逆散、逍遥散，酌加花类如合欢花、素馨花、月季花、玫瑰花等轻清之品以顺肝气条达之性；

肝郁化火者，宜疏肝清泄，丹栀逍遥散、龙胆草、夏枯草之属；气滞血瘀者，治以活血化瘀，擅用血府逐瘀汤、血净饮，酌加丹参、三七等，月经后期或闭经者酌加土鳖虫、水蛭破瘀通经。老教授认为，血府逐瘀汤既有四逆散之疏肝理气，桃红四物汤之活血化瘀，亦有桔梗、牛膝通达上下，使气血调和，诸症自除，深得其心。

3. 通补有时，藏泻有度

月经是胞宫藏泻功能之体现，满则泻，亏则藏。老教授认为，月经周期性溢泻是治疗月经病的契机，调经必须顺应胞宫的藏泻交替的生理规律，因势利导，疗效方能事半功倍。行经期，血海由满而溢，血室正开，胞宫由藏转泻，以泻为顺，一般采用通法，即理气行滞，活血通经的方法，促进经血的排出。对瘀血内阻引起的经行小腹疼痛或闭经，老教授将通经药的应用时间掌握在经前1周，连服3~7天，选用血府逐瘀汤，或加月季花、玫瑰花疏肝理气调经，或加水蛭、土鳖虫破瘀通经。老教授临床发现，月经病患者往往伴有痤疮，且多分布在明堂以下。他认为，女性痤疮与月经息息相关，多在月经期发生或加重，尤其是痛经患者。明堂以下为子处所属部位，痤疮乃肾阴不足，肝气郁滞，肝郁化热，冲任气血阻遏所致。此类患者，即使没有痛经，老教授亦会在行经期予活血通经之剂，并根据辨证酌加少量清热解毒之品，往往收到佳效。行经期活血通经法用之得宜，则气血调畅，旧去新生，经血调和，患者面部黄褐斑亦会随之消失，此诚如朱丹溪"气血冲和，百病不生"之谓也。

经后期，血海空虚，胞宫由泻转藏，以藏为顺，一般采用补法。宜养阴血，补肾填精，如熟地、山萸肉、白芍、当归、枸杞子、女贞子、肉苁蓉、当归、阿胶、菟丝子、鹿角胶之属。但尚需根据其辨证不同而分治之：气滞者开郁行气，和血调经；痰湿者燥湿化痰，健脾调经；虚寒者温经祛寒，养血调经；血寒者温经散寒，行血调经；气虚者健脾益气，摄血调经；虚热者滋阴清热，养血调经；肝郁血热者疏肝解郁，清热调经；等等。

第十四节　带下病（阴道炎）的辨治经验

带下病是妇科的常见疾病，多见于妇科的念珠菌性阴道炎或细菌性阴道炎，虽经西医治疗仍反复发作，中医辨证论治的方法能标本兼治，具有很大的优势。

一　病因病机

"带下"之名，首见于《内经》。广义者，还泛指妇产科疾病而言，因其发生在带脉之下。《沈氏女科辑要笺正》所载："带下，女子生而即有，津津常润，本非病也。"乃肾气充盛，脾气健运，任脉通调，带脉健固之征。带下的量、色、质、气味异常，方称带下病，其名首见于《诸病源候论》。

《傅青主女科》说："夫带下俱是湿证。"老教授宗此，认为带下病之标证皆为湿，为内湿与外湿两端。内湿多因脾虚失运，湿浊内停，湿性重浊，下注而成；或因肾阳不足，气化失常，水湿内停，又失其固摄，带脉失约，滑脱于下，而成带下病。外湿多因经期、产后不洁，或房事不节，或久坐湿地、久居湿室，致寒湿或湿邪毒热乘虚内侵，伤及任、带二脉，而任脉不固，带脉失约，遂为带下。

二　辨证思路

老教授认为，带下病之辨证当先辨带下的量、色、质、气味。带下量多色白或淡黄，质清稀，多属脾阳虚；色白质清稀如水，有冷感者属肾阳虚；量不甚多，色黄或赤白相兼，质稠或有臭气为阴虚挟湿；带下量多色黄，质黏稠，有臭气，或如泡沫状，或色白质如豆渣状，为湿热下注；带下量多，色黄绿如脓，或浑浊如米泔，质稠，恶臭难闻，属湿毒重证。

其次，根据伴随症状及舌脉辨其寒热虚实。临证上单纯的实证，如湿毒蕴结或湿热下注并不多见，多是虚实夹杂之证，或脾虚肝郁挟湿浊，或脾虚湿浊（或湿热）下注，或肾虚湿浊（或湿热）下注。湿浊下注是其标，脾肾亏虚乃其本。

三、论治经验

老教授在临证时发现，虚实夹杂之带下病十居其七八。他认为，治疗带下病应虚实兼顾，攻补兼施，标本同治，少佐温阳、固摄。

1. 攻补兼施

带下病之实证者，如湿热下注、湿毒蕴结，老教授常予易黄散、四妙散、龙胆泻肝汤、五味消毒饮。

虚实夹杂之证，老教授常用攻补兼施之法。脾虚湿热下注者，予四妙散清下焦湿热，合补中益气汤补中益气，升清气而降浊气，脾气得补，脾运复常，再无湿热之邪；亦可予五苓散合四妙散以温阳化气，清热利湿。肾虚湿浊下浊者，予济生肾气丸补肾温阳，化气利水，或加生苡仁渗湿、土茯苓等利湿去热；脾虚湿浊下注者，予五苓散温阳化气，或参苓白术散健脾渗湿。肝郁脾虚，湿浊下注者，完带汤健脾疏肝利湿。湿为阴邪，非温不化。上述诸方中，白术、苍术、桂枝、熟附子，或温阳，或运脾以化湿浊，标本兼治。

2. 妙用椿皮

老教授治疗带下病，每在辨证用药基础上加用椿根皮。椿根皮性寒，味苦、涩，苦能燥湿，涩能收敛，寒能清热，配合辨证，确能增强临床疗效。《本草通玄》谓其"专以固摄为用，故泻痢肠风，遗浊崩带者，并主之"。临证时无论何种证型，皆可用之。另有樗白皮亦有同样功效，亦广用于临床。然两者虽皆源于椿树，实为不同科属之植物，椿根皮乃楝科植物香椿之树皮或根皮，樗白皮乃苦木科植物臭椿的根皮或树干皮，两者皆味苦、涩，前者性微寒，后者性寒，前者归大肠、胃经，后者兼入肝经，不可不知。

3. 少佐固摄

老教授在辨证用药的基础上，还少佐固摄之品以增强临床疗效。如：苦、涩之椿皮、白果，既燥湿又收敛止带，适宜湿热下注者。又如：海螵蛸，味咸、性涩，归肾经，固精止带，既能固精又能止带。

4. 内外结合

苦参汤是老教授治疗湿疹的外洗经验方，功能清热燥湿，祛风止痒。他用之治疗湿热带下，无论内外合用或单用外洗，效果甚佳。

第十五节　小儿体虚感冒（反复呼吸道感染）的辨治经验

小儿体虚感冒，西医称为小儿反复呼吸道感染，是临床常见病、多发病，也是难治病之一，尤其好发于学龄前儿童，患儿往往反复鼻塞流涕，咳嗽迁延不愈，时好时坏，有病程长、反复发作、治疗效果不佳的特点，严重影响儿童的身体健康和生长发育，对家长是一种严重的精神负担。

一　小儿体虚感冒的中医辨治经验

1. 病因病机

老教授认为，小儿的反复呼吸道感染，与其生理特点有密切的关系。《温病条辨·解儿难》指出："脏腑薄，藩篱疏，易于传变；肌肤嫩，神气怯，易于感触。"小儿脏腑薄弱，腠理疏松，卫外不固，寒温不能自调，易于感受六淫之邪，外邪侵袭肺卫，致卫表不和，肺失宣发和肃降，故发感冒，或发热，为咳，为喘。

小儿为稚阳稚阴之体，脏腑娇嫩，形气未充，脾常不足。随着社会的进步，物质生活条件的提高，家长喂养方法有误，所以小儿常易为乳食、生冷所伤；西医大量抗生素和清热解毒中药的使用，使阳气受损，脾胃受伤。两者均使脾失健运，不能化生水谷精微，反而聚湿生痰上贮于肺而为咳嗽；脾为后天之本，气血生化之源，脾、肺本为母子之脏，在五行属相生关系，肺之气有赖于脾化精微以滋养，脾胃旺则肺卫自固。脾既不足，肺气亦失其滋养，肺气虚弱，易为外邪所伤。肺气虚易于感受外邪，子病及母，脾气更虚，形成恶性循环，甚则久咳，或成喘。

老教授临证时发现，小儿呼吸道感染前多有肠胃积滞见症，常常是呼吸道感染的一个诱发因素。临床多表现为口臭、大便干结或黏滞不爽、烦躁易怒、夜寐不安。积滞易于化热，上及于肺，每因触感外邪而发。小儿反复的呼吸道感染的内因是肺脾气虚，而肠胃积滞是其诱发因素，为虚实夹杂之证，虚为肺脾气虚，实为外感六淫之邪，肺气失宣，兼夹肠胃积滞。

2. 辨证要点

反复呼吸道感染之患儿，平素常见面色苍白无华，汗多，食少，遇风遇冷则喷嚏、流清涕，偶干咳，或咳嗽伴痰声，食少，便溏，或伴口臭、磨牙、烦躁不宁。舌淡，脉细弱。

若触感外邪，则见发热，鼻塞流涕，咽痛，咳嗽咯痰，或气喘等肺卫见症，需四诊合参，审证求因，辨其表里寒热虚实。除常证外，还应结合辨别夹痰、夹滞、夹惊的兼证。

3. 论治经验

（1）发时祛邪

老教授认为，反复呼吸道感染的患儿在感受外邪时，以祛邪为治疗原则。有外感表证时，宜解表散邪，视其邪气性质而不同。如：风热者，宜银翘散；风寒者，予荆防败毒散；风寒挟湿滞者，宜藿香正气散；湿热或暑湿者，蒿芩清胆汤或甘露消毒丹；气虚外感者，宜人参败毒散；肺失宣肺，咳嗽咯清稀痰，或气喘者，宜宣肺散寒，予杏苏散或射干麻黄汤、小青龙汤；咳嗽咯黄痰，或气喘者，小儿宣肺化痰汤或麻杏石甘汤、定喘方。若兼积滞者，加山楂、鸡内金、谷芽、麦芽、神曲、布渣叶、罗仙子之属。

（2）缓时培土生金

《金匮要略》记载："四季脾旺不受邪。"老教授宗此，在表证已解或咳嗽已缓，仅偶发咳嗽，痰声不著时，改用培土生金的方法，使脾得健运，气血生化有源，肺气得以滋养，卫表得固，则诸症自除。方用自拟之健脾补肺方。组方：太子参 10 克，白术 5 克，茯苓 10 克，甘草 5 克，陈皮 5 克，法半夏 10 克，大枣 10 克，黄芪 10 克，防风 5 克，黄精

10克，桂枝3克，白芍5克，鸡内金10克，山楂10克。实乃陈夏六君子汤合玉屏风散、桂枝汤化裁而成，少佐消食之品，既能健脾补肺，又补而不滞。若脾运不佳，腹胀便溏者，去黄精；喷嚏、流涕严重者，加辛夷花；药后口干、烦躁者，去桂枝。

（3）不忘消积理肠胃

老教授培土生金的同时，非常重视肠胃的调理。常常叮嘱家长合理喂养，若出现食滞肠胃，则及时予以消食导滞，解除因此而引起的隐患。

二、反复呼吸道感染的西医治疗经验

小儿反复呼吸道感染是指1年内发生次数频繁、超出正常范围的上、下呼吸道感染，是一种儿童十分常见的临床现象。呼吸道感染可能是感冒、咽扁炎、鼻或鼻窦炎、中耳炎和气管炎、肺炎等，这些呼吸道感染性疾病可以反复出现或者轮流出现。由于儿童免疫系统尚处于发育阶段，免疫功能不健全，容易反复发生感染。其反复发病多见于学龄前儿童，随着年龄的增长，发病率逐年降低。反复呼吸道感染急性期用药以对症治疗为主，达到减轻症状、缩短病程的目的。

第十六节　小儿积滞（小儿消化不良）的辨治经验

积滞是小儿由于内伤乳食，停聚中焦，积而不化，气滞不行所形成的一种脾胃疾患。以不思乳食，腹部胀满，食而不化，嗳腐呕吐，大便酸臭或便秘为特征。又名"食积""食滞""乳滞"等。

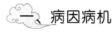 一、病因病机

1. 脾胃不足是内因

小儿为稚阳稚阴之体，脏腑娇嫩，形气未充。脾本不足，胃小而

脆，容物不多。但小儿生机蓬勃，营养物质的需求又相对较多，因此脾胃的不足是导致积滞的内在因素。正始《诸病源候论》说："小儿宿食不消者，脾胃冷故也。小儿乳哺饮食，取冷过度，冷气积于脾胃，脾胃则冷。胃为水谷之海，脾气磨而消之。胃气和调，则乳哺消化，若伤于冷，则宿食不消。"

2. 喂养不当是外因

当今社会，物质生活充裕，各种食物五花八门，小儿多食不知饱，家长认知和喂养方法有误，食量不加控制，小儿的食量已超过其脾胃的运化能力，不能腐熟，化生水谷精微，反致食停中脘，胃不得降，遂成积滞。小儿常恣食、偏食肥甘厚味，致湿热困阻中焦，使脾胃运化失司。生冷食物及治疗过程中西医大量抗生素、清热解毒中药的使用，易使阳气受损，脾胃气机受阻，胃不和降而成积。

3. 积滞化热是变生他证的诱因

小儿为纯阳之体，易从热化，积滞停留中脘，郁久化热。临床不但出现脾胃升降失常，中焦气机不利，出现呕吐酸腐、脘腹胀痛、大便不利或臭如败卵、口臭等消化道的症状，而且还会变生消化道外的其他症候。若食积不化，气滞不行，以致大便不畅，腑气不通，则肺气不降，故为咳嗽。"胃不和则卧不安"，食积不化，气滞不行，腹部不适，致患儿不得安寐。热扰神明，则出现夜惊、夜啼、磨牙等症。老教授认为，积滞化热，停滞于中脘，脾胃升降失常。脾为后天之本，积滞使胃失和降，中焦升降失司，脾不升清，不能化生水谷精微，气血生化乏源。脾、肺本为母子之脏，在五行属相生关系，肺之气有赖于脾化精微以滋养，脾胃旺则肺卫自固。脾既不足，肺气亦失其滋养，肺气虚弱，易为外邪所伤。导致患儿抵抗力下降，是导致呼吸道感染的间接原因。口臭、磨牙、夜寐不安、烦躁易怒、大便异常往往是继发呼吸道感染的先兆表现。

食积日久，损伤脾胃，脾胃虚弱，运纳失常，复又生积，此乃因积致虚；亦有先天不足，病后失调，脾胃虚弱，胃不腐熟，脾失运化，而致乳食停滞为积，此乃因虚致积。二者均为脾虚夹积、虚中夹实之证。

二、论治经验

小儿积滞分虚、实两端。实积者消之，老教授立消食化滞，清心平肝之法，自拟小儿积滞方治之。组方：炒神曲 10 克，山楂 10 克，麦芽 15 克，谷芽 15 克，生苡仁 10 克，独脚金 5 克，鸡内金 10 克，罗仙子 5 克，淡竹叶 5 克，灯芯草 2 克，布渣叶 5 克，钩藤 10 克（后下），白芍 10 克，甘草 3 克。临证以不思乳食，大便酸臭或秘结，口臭，磨牙，夜寐不安，烦躁易怒，舌苔中部白厚，或伴腹部胀满甚则疼痛、嗳腐呕吐为辨证要点。若大便干结者，加莱菔子、厚朴；腹痛者，加紫苏梗。

虚积者，虚实夹杂之证，老教授消补兼施，立健脾益气，消食导滞之法，以四君子汤或异功散加鸡内金、山楂、稻芽、麦芽等消食之品，使健脾而不滞，且无再积之虞。临证以不思乳食，大便酸臭或溏薄，口臭，面色苍白，舌淡，苔白厚为辨证要点。若汗多者，加煅龙牡；易感冒者，加黄芪、防风；烦躁者，加白芍。

老教授还主张配合中医捏脊疗法，能刺激背部使支配胃肠的神经活动增强，改善和调节小肠及脾胃的受纳功能，加强治疗的效果。

第四章　医方应用

第一节　蒿芩清胆汤治疗外感湿热病的临床体会

岭南地处热带亚热带，且濒临南海，受东南暖湿气流的影响，春夏多雨，天气炎热且时间长，四季皆湿热偏盛。人们贪凉饮冷，喜食汤粥瓜果，多以鱼鲜为餐，好食甘酯内脏之物，且暑天汗泄过多，阳气耗伤，皆致脾胃受损，运化失司，湿浊内生；或湿郁化热，湿热内蕴，形成脾虚湿盛的体质。外界湿热病邪每乘虚而入，与内湿相聚，则可引发湿热性质温病。正如薛生白在《湿热病篇》所说："太阴内伤，湿饮停聚，客邪再至，内外相引，现病湿热。"故外感热病多是湿热为患，四季皆有。

外感湿热之证，临床常见：发热微恶寒，头重，疲倦乏力，口苦，脘闷恶心，小便短赤，大便黏腻不爽，舌红，苔黄腻，脉滑数。老教授临证治疗，无论有无湿热郁阻少阳之见症，皆从少阳论治。他认为，少阳为枢，"足少阳胆与手少阳三焦合为一经"，手少阳三焦是元气之别使，为决渎之官，主通调水道，手足少阳总领一身气机之升降出入。岭南人多为脾虚内湿之质，湿邪内阻，则脾胃升降失常，复外感湿热之邪，湿热裹结，阻滞气机，致三焦气化失权，少阳枢机不利。老教授认为，只要清透少阳，疏利气机，则枢机得利，湿热痰浊自消，能清透少阳、分消湿热的蒿芩清胆汤正好与之合拍，即叶氏所论"此则分消上下之热"的治法。蒿芩清胆汤出自清代名医俞根初的《通俗伤寒论》，原用于少阳湿热痰浊证。青蒿苦寒芳香，轻扬宣透，黄芩苦寒清热燥湿，两药为伍，清透少阳湿热；半夏、陈皮、枳壳、竹茹，辛温苦寒，辛开苦降，分消走泄；茯苓、碧玉散使湿热从小便而去，使湿热有出路。诸药合用，共奏疏利气机，清利湿热之功。

他强调，临床上既不必拘泥必有少阳湿热痰浊见症，运用亦不一定只局限于发热或寒热往来之症。只要素体脾虚湿盛，感受外邪，入里化热，成湿热痰浊证；或者痰热、湿热体质，感受外邪，即可用之。但见发热、头重身倦怠、苔白腻或黄腻、脉滑数或濡数者，或身热不扬，或不伴发热等湿热见症，伴咳嗽有痰者尤佳。以体质素弱或脾虚者最为合适，取其化痰和胃，清解利湿。临证时每加藿香、佩兰、白芷，以加强芳香化湿之力；寒热往来甚者，加柴胡以加强疏达腠理之功；热象甚者，加银花、连翘；发热甚者，加青天葵；咽痛者，加土牛膝、岗梅根、马勃。

蒿芩清胆汤专为湿热郁阻少阳而设，有清胆利湿，和胃化痰之功效。而足少阳胆与手少阳三焦合为一经，少阳三焦联系最广，外通皮毛，内联肝胆，上系心肺，中近胃肠，下出肾系，表里上下，无所不包，湿热或痰热每随气之升降出入而无所不达，无处不有。故此方可广泛用于五脏之湿热或痰热为患。但见少阳湿热郁阻之见症，如：口苦、胁痛、脘闷、恶心、咳嗽、小便短赤、大便不爽、舌红、苔黄腻、脉弦滑，证属胆热痰阻、胆热犯胃、肝胃不和、湿热留连三焦的内科杂病，皆可用之，临床可用于咳嗽、失眠、胃肠功能紊乱、胆囊炎、胆汁反流性胃炎、泌尿系感染、肝炎、肾炎、呕吐等。

第二节　宣肺化痰方治疗痰热型咳嗽的体会

老教授擅治咳嗽，根据多年的临床经验，自拟"宣肺化痰方"一方，用于治疗痰热蕴肺之咳嗽，虽未使用抗生素，亦能获全效。

痰热型之咳嗽，乃因痰热蕴结于肺，致肺失宣降。其发病多因阴虚、阳热、湿热、肝火之体，每易感受外邪，郁而化热，热灼肺津，炼

液成痰，痰与热结，壅阻肺络所致；或饮食不当，嗜食肥甘厚味、辛辣
炙煿，致胃中积热，循经上干于肺；或嗜烟致熏灼于肺，灼津生痰，肺
热内生。

肺主宣降，咳嗽之为病，总因肺失宣降。治疗总则不外恢复肺脏之
宣降功能。治疗痰热型咳嗽，老教授立宣通肺气，清热化痰之法，使肺
气得宣畅，因势利导，邪有出路，痰热得清，咳嗽自平。正如《医约·
咳嗽》所云："咳嗽，毋论内外寒热，凡形气病气俱实者，宜散宜清，
宜降痰，宜顺气。"老教授根据多年临床经验，自拟宣肺化痰方。组方：
北杏 15 克，麻黄 15 克，枳壳 10 克，法半夏 15 克，橘红 10 克，桑白皮
15 克，鱼腥草 20 克，瓜蒌皮 15 克，冬瓜仁 20 克，浙贝母 15 克，地龙
20 克，甘草 10 克。方中麻黄辛、温，归肺经，善开腠理，宣肺平喘，
是"火郁发之"之义，又能宣散未尽之表邪；正如《本草正义》所说："麻
黄轻清上浮，专疏肺郁，宣泄气机，是为治感第一要药，虽曰解表，实
为开肺，虽曰散寒，实为泄邪，风寒固得之而外散，即温热亦无不赖之
以宣通。"鱼腥草辛、微苦、微寒，入肺经，功能清热解毒、消肿排脓，
两者共为君药。地龙清热平喘，桑白皮泻肺平喘，瓜蒌皮清肺化痰，利
气宽胸散结，冬瓜仁清肺化痰，消痈排脓，浙贝清热化痰，开郁散结，
助君加强清热化痰之力；法半夏归肺经，虽属辛温之品，但与大队寒凉
之品相配，则避其性温助热之弊，而独取燥湿化痰散结之功，共为臣
药。治痰者当须降其火，治火者必须顺其气。杏仁降利肺气，陈皮理气
化痰，枳壳下气消痰，三者共为佐药。甘草调和诸药为使药。诸药合
用，共奏宣肺清热、化痰止咳之功。以清、宣、降、化为立方主旨，方
中宣肺与清肺并用，以清为主；宣肺与降气结合，以宣为主。老教授强
调，肺不耐寒，喜润恶燥，故方中清热化痰之品甘寒为主，苦寒不甚，
以免削胃伤肺。

表邪入里化热，痰热内蕴，正是使用本方的最佳时机。如感冒风寒
或风热之初，当先解表散邪为先，本方非最佳选择。虽热邪内蕴，但用
药不宜寒凉太过，以清宣为主，以免邪气被遏，冰伏不出，咳反迁延
不愈。

宣肺化痰方以咳嗽咯黄痰，或咳而不爽，舌红，苔黄腻，脉滑数为
辨证要点。加减法：咳嗽夜甚，或喉痒咳嗽者，加生姜；寒热错杂者，
加干姜、细辛；鼻塞流涕者，加苍耳子；咽喉疼痛者，加岗梅根；痰多

夹泡沫者，合三子养亲汤；气逆上冲者，加旋覆花；大便不通，合承气辈以通腑泄热，釜底抽薪。生麻黄能发越表阳，若平素表虚汗多者，炙麻黄易生麻黄；或痰黄易咯者，亦可改用炙麻黄。

老教授从临证中发现，外感风寒之后，若未能得到有效治疗，多数会在2~3天内化热入里，出现痰热蕴肺的表现。这与现代医学的炎症病理变化过程是一致的：血管扩张—水肿—渗出—转归。临床中发现，早期外感风寒而致肺失宣降，出现咽痒、咳嗽无痰，状若风寒并未见热象，此时仅仅发散风寒、宣肺止咳，远不能获效，反出现咳嗽加剧，胸痛气促，咯痰不爽，而经改用清热宣肺之法后转咯黄痰，咳嗽减少，胸痛气促顿失。其实此时表邪未去，肺热已成，惟肺气未得宣通，邪热未有出路。故辨证用药极其关键，掌握宣肺化痰方使用的最佳时机，这就必须在临证时四诊合参，了解患者的体质，预判寒热的从化，才能做到用药有的放矢，获得满意疗效。

如辨证得当，宣肺化痰方在临床上疗效甚佳，应用得越早，效果越好。本方曾经动物实验证明，具有较强的抗菌消炎、解痉平喘、化痰镇咳的作用。

第三节　杏苏散治疗咳嗽的体会

杏苏散出自吴鞠通的《温病条辨》，本为凉燥所设。此处所指之凉燥，实乃秋令"小寒"为患，与外感风寒是同一属性的病邪。杏苏散既能治表又能治里，既能治肺又能治脾，既升又降，故可宣通肺气由内至外，通调水道由脾至肺，当推为治疗风寒、凉燥咳嗽首选之方。

肺为娇脏，不耐寒热，尤不耐寒，肺合皮毛，老教授认为，现代人贪凉喜冷，多居空调之室，好逸恶劳，素体多虚寒，每易感风寒之邪，故一年四季皆可感受风寒之邪，四时皆有风寒咳嗽。

老教授擅用杏苏散治疗各种咳嗽。用之治疗风寒咳嗽，效若桴鼓。若素体阳气不足者，虽化热亦不甚也，加减杏苏散亦屡试屡验。老教授还用之治疗子嗽，取其药性平和，不会辛散太过耗伤阴血，且苏叶有安胎之功。治疗风寒袭肺型之咳嗽用原方；斟加黄芩、川贝、鱼腥草、桑白皮清热化痰，寒温并用，治疗风寒化热之咳嗽，或中阳素虚之痰热咳嗽；合三子养亲汤治疗痰湿咳嗽；加干姜、五味子治疗饮邪伏肺之咳嗽；加阿胶、五味子治疗肺虚久咳。

杏苏散的临床应用，以咳嗽喉痒，咯少量白稀痰，舌淡或咯黄痰而量少为辨证要点，伴或不伴鼻塞流清涕、发热。加减法：表寒甚者，加荆芥、防风；汗后咳不止者，苏梗易苏叶；不伴表证，痰白稀易咯者，加乌梅；咽痛者，加岗梅根、土牛膝、板蓝根；鼻塞流涕者，加辛夷花；气逆上冲者，加旋覆花；中焦湿阻者，合平胃散；偏燥火者，加玉竹、玄参。

杏苏散治疗风寒咳嗽，人人皆知，典型之风寒咳嗽，咯白稀痰，量少，咽喉痒，其人舌质淡，咳嗽多见于夜间着枕后，甚则彻夜不休，盖入夜后阳气入内，阴气渐重，阳气不能与寒争故也。老教授认为，杏苏散药性平和，有轻宣表邪，化痰止咳之功，适宜于风寒咳嗽之轻证。但如何掌握应用的时机、变证、兼夹，灵活变通，诚非易事。外感风寒之后，多数人可能会在 2 ~3 天内化热，形成寒热夹杂之势，而郁热在内，肺气未宣，表现为咯白稀痰，若误认为是单纯的风寒咳嗽而投杏苏散原方，效果必不理想。所以临证必须四诊合参，详辨体质，预判寒热的从化，化热的多少，或是否早期在杏苏散中少佐清热之品。老教授认为，无论新咳、久咳，一年四季皆可用杏苏散，贵在变化之微妙，所谓差之毫厘，谬以千里，非长时间之临床历练而不达也。

老教授认为，杏苏散所治之咳嗽，必伴有咽喉或气管发痒，相当于现代医学的气道过敏，中医则责之于风，宜禁生冷、寒凉食物。中医历来认为，咳嗽忌食鱼腥，老教授认为，除自身过敏外，只需禁食部分富含组氨酸的海鱼（青皮红肉鱼，如：秋刀鱼、沙丁鱼、蛙鱼、鲭鱼、马鲛鱼、巴浪鱼、鲣鱼、青鳞鱼、红衫鱼等）。因恐其不够新鲜，易产生脱羧酶，组氨酸易在组氨脱羧酶作用下降解产生组胺，组胺易引起支气管收缩，使咳嗽加重。

第四节　敛肺止咳方治疗气阴两虚型咳嗽的体会

　　咳嗽病因总不离外感和内伤两端，外感乃感受六淫之邪，肺失宣肃，肺气上逆作咳；内伤多因情志异常、饮食不当，致肺肃降无权而咳。老教授认为，外感者宜先辨寒热，内伤者应先别脏腑。久咳最易伤正，或肺气阴两虚，或肺脾肾虚，且伴有肺气耗散之表现。他自拟之敛肺止咳方治疗肺气阴两虚之咳嗽，疗效甚佳。

　　老教授认为，久咳伤肺，多因失治、误治致肺气耗散，不宜再用清肺泄肺之品再耗散肺气，收敛肺气为当务之急。正如《石室秘箓·收治》所云："人病久咳不已，无不以邪之聚也。日日用发散之剂，而效者何？气散故也，法当用收敛之药一二剂，便是成功。"而肺气不敛导致肺气虚损，又当补肺，只有补敛同施，才合肺气耗散之病情。

　　敛肺止咳方由罂粟壳 5 克，乌梅 10 克，五味子 10 克，党参 15 克，阿胶 15 克（烊化），橘红 10 克，法半夏 15 克，百部 15 克，款冬花 15 克，北杏 15 克，桔梗 15 克，浙贝 15 克，桑白皮 15 克组成。此方是在敛肺止咳，益气养阴的九仙散基础上加橘红、法半夏、百部、北杏化裁而成，旨在加强止咳祛痰之功。敛肺止咳方以酸、涩而入肺经之罂粟壳敛肺止咳为君药。"肺欲收，急食酸以收之"，五味子、乌梅味皆酸涩，收敛肺气、生津养肺，助君药敛肺止咳以治标；阿胶滋阴养血而润肺，党参益气生津以补肺，复耗伤之肺气阴以治本，俱为臣药。咳是肺气宣降失调与肺津凝结不布所致，若只补敛而不宣降肺气，止咳化痰，则肺仍不能复。故配桔梗、桑白皮、北杏、桔梗宣降肺气，冬花、百部、浙母、法半夏、陈皮止咳化痰，九药合用，宣降肺气，化痰止咳，共为佐药。全方配伍，共奏敛肺止咳、益气养阴之功。方中敛肺与补肺同用，收敛肺气与宣降肺气齐施，标本同治。罂粟壳一般首诊用 5 克，2～3 剂收效后减至 3 克，然后停药。由于南方春夏湿热时间较长，若患者脾湿偏重，阿胶可减量或去之，而秋冬两季务必加之以养肺，滋阴之力大增，是使用本方之关键。

　　敛肺止咳方的辨证要点：久咳，尤以夜间及清晨为甚，或伴气急不自忍，咳甚则汗出，少痰或无痰，痰多黏如丝，似痰非痰，其色透明，脉虚数。痰黏如丝，似痰非痰，其色透明，此肺气阴亏虚之痰，系气虚不能化津，阴虚不能润津之故；咳嗽气急不自忍，肺气欲散也。加减法：脾运尚可者，加黄精、熟地等加强养肺补肺之力；气短、汗多甚者，加白术；气急甚者，加旋覆花；背冷者，加干姜、细辛；咽干甚者，加玄参；肺燥者，加地骨皮。

久咳、顽咳在临床上并不少见，甚者经年不愈，多见于西医的咳嗽变异性哮喘，也可见于支气管炎、支气管扩张、肺结核、嗜酸粒细胞性支气管炎等，往往经西医的对症治疗或表面激素吸入效果并不理想。从中医角度来说，正气不足、西医抗生素的滥用、过用清热解毒药或宣散肺气的中药、饮食不节等，是导致久咳、顽咳的原因，属于内伤咳嗽的范畴，多责之于脏腑功能失调，或肺气阴亏虚，或肺脾肾虚，均伴有肺气耗散之征。中医在这方面具有很大的优势，通过辨证论治，调整脏腑功能，扶助正气，敛肺固表，往往能取得满意的疗效。老教授的经验方敛肺止咳方，只要一经辨证为肺气阴亏虚，投之每建奇功。临证须紧抓"久咳，咳甚则汗出，少痰或无痰，痰多黏如丝，其色透明，脉虚数"的辨证要点。方中君药罂粟壳敛肺止咳力强，但其用须注意三忌：一忌用于外感咳嗽，外邪为患，当以宣肺散邪为主，切忌敛肺止咳，若病起即予本方补涩，势必留邪为患。二忌用于痰涎壅盛之咳嗽，虽久咳不止，而痰涎壅盛者，若误用敛涩之剂，反使痰浊不易排除，致使咳嗽愈加频剧。三忌多服、久服，罂粟壳性涩有毒，敛肺力强，切忌过量和持续服用，以免中毒成瘾。

第五节　慢咽方的临床应用体会

慢喉痹以咽喉异物感为主症，乃外感伤风复因治疗不当，或患者体质因素迁延而成，或咽喉干痛、干燥，灼热感，多言则加重。十二经脉中除手厥阴心包经和足太阳膀胱经外，其余经脉或直接抵达咽喉，或于咽喉旁经过，故咽喉与全身的脏腑气血有密切的联系。慢喉痹常有"清咽"习惯，民间谓之"坏中气"，若尝试连续清咽，即觉胸中翳满不适，

"中气伤"也。其次，慢喉痹常因多言、熬夜、繁忙等伤神、伤气、伤阴以致气虚、阴虚，虚火上炎，挟气挟痰。老教授认为，此类患者多素体气阴亏虚，阴虚多以肾阴虚为主。脾为后天之本，气血生化之源，脾不升清则难以上养于喉；肾主水，主藏一身之阴精，阴精充足则咽喉得以濡养，反之肾水亏损则相火无制，逆冲于上，熏灼咽喉，是以咽干涩。气虚不能化津，阴虚不能润津，故咯痰多黏而透明。慢喉痹与梅核气同有咽部异物感，后者因情志不舒而发，以此鉴别。

据此，老教授立益气、养阴、化痰、利咽之法，自拟慢咽方治疗慢喉痹。慢咽方组方：黄芪 30 克，太子参 25 克，生地黄 30 克，玄参 25 克，麦冬 15 克，桔梗 15 克，甘草 10 克，浙贝 15 克，乌梅 10 克，千层纸 10 克，诃子 15 克，薄荷 10 克（后下）。方中黄芪益气健脾、生地养阴生津，共奏益气养阴生津之功，为君药；太子参益气生津，玄参滋阴降火、利咽，麦冬养阴生津，三者共为臣药；黄芪、太子参培土生金，乌梅、诃子以生津利咽、敛肺止咳，薄荷疏风利咽，桔梗利咽化痰，浙贝化痰散结，共为佐药；甘草调和诸药，为使药。诸药配伍，共奏益气养阴、化痰利咽，兼以敛肺之功。临床以咽部异物感，伴或不伴咳嗽，咳声轻浅，无痰或少痰，痰色透明质黏，或粒状黏痰为辨证要点。加减法：上症反复发作，或伴咽部灼热感者，加肉桂引火归元；若慢喉痹急性发作，症见咽干痛者，可加板蓝根、岗梅根；声嘶者，加蝉蜕；咳嗽甚者，加百部、款冬花；咯黄黏痰者，加桑白皮。

慢喉痹相当于现代医学的慢性咽炎，临床常见，迁延难愈，虽无性命之忧，但清咽之声十分烦人。每因多言、劳神、进食辛辣刺激之品、熬夜、感冒、妇女月经期前后等因素诱发或加重，致伤气、伤阴，气虚不能化津，阴虚不能润津，挟痰上扰，或痰气交阻，或虚火上炎。西医抗生素或化痰等对症治疗往往罔效，若予常法苦寒清热，气阴更伤，症状更重，实乃未把握慢喉痹之病机。慢咽方治疗慢性咽炎确有疗效，患者虽病经年，亦能药到病除，平素常常隔三岔五使用本方，对慢咽患者颇有益处，调养不伤正。制成膏方，谓本院制剂之慢咽膏，以其食用方便，疗效显著，深受欢迎。但若是反流性咽炎，则需另行辨治，非慢咽方所宜。

老教授强调，使用本方须注意：①生地、玄参质润多液，养阴生津，玄参通利大便，桔梗宣通肺气，少数患者易引起腹泻，多为脾胃虚寒者，停药后症状缓解；②乌梅、诃子均味酸，宜餐后服药以免引起胃部不适；③薄荷虽能利咽，惟脾虚甚者易觉恶心，宜减量或去之。

第六节　加味六君子汤治疗咳嗽的体会

痰热蕴肺、痰湿阻肺、肝火犯肺、肺阴亏虚是内伤咳嗽的常见证型。老教授从临床中发现，其亦不乏证属肺胃虚寒者。

《灵枢．经脉》云："肺手太阴之脉，起于中焦，下络大肠，还循胃口，上膈属肺"；而胃之大络，又"贯膈络肺"。因肺与胃在经脉上相连属，故其生理相关，病理相连。若外邪侵袭、饮食失调，或脏腑病邪内传胃腑，致胃中虚寒，可通过肺脉的循行经络上达于肺，致肺脏虚寒，宣降失调，肺气上逆而作咳嗽。肺中虚寒则气不布津，聚而为痰、为饮，则咯痰清稀；不得温煦则背冷、畏寒肢冷；胃中虚寒，可见脘冷、恶心欲呕、纳呆、大便溏薄；舌淡，脉细弱或沉迟无力。

老教授立温中散寒，温肺化饮，健脾补气之法，自拟加味六君子汤治之。组方：干姜10克，人参10克（另炖），白术15克，茯苓15克，炙甘草5克，陈皮10克，法半夏15克，细辛3克，五味子10克。方中干姜辛、热，归脾、胃、肺经，既能温中散寒，又能温肺化饮，为君药。细辛味辛、性温，《神农本草经》载其主咳逆，助干姜温肺散寒化饮；人参归脾、肺经，大补元气，补脾益肺，以复运化，助君温养中焦脾胃，共为臣药。脾胃虚寒，则运化失司，痰浊内生，法半夏、陈皮燥湿化痰，降逆止咳；白术健脾燥湿，茯苓健脾渗湿以杜生痰之源；五味子酸涩收敛而"宁嗽定喘"，与细辛配伍，一收一散，使收敛而不致留邪，发散而不伤正，五者俱为佐药。炙甘草调和诸药，为使药。诸药配伍，温散并行，敛散相济，肺脾同治，标本兼顾，使阳气振奋，寒邪得祛，中焦健运，诸症自除。

老教授应用加味六君子汤治疗肺胃虚寒型之咳嗽，立竿见影。临证只要紧抓"咳嗽，咯清稀痰，舌淡胖或伴齿痕，脉细弱或沉尺无力"为辨证要点，不论新咳、久咳，皆可用之，而脘冷、恶心欲呕、畏寒肢冷、纳呆、大便溏薄等症不必悉具。加减法：可加阿胶增加养肺之功；

畏寒肢冷者，加熟附子、肉桂；痰多者，加白芥子。

"姜细味，一齐烹"。干姜、细辛、五味子为仲景用以温肺化饮的常用组合，三者为伍，各司其职，又相须相制。陈修园谓"干姜以司肺之开，五味子以司肺之合，细辛以发动其开合活动之机""唯细辛、干姜、五味不肯轻去"。老教授宗此，以姜、细、味合六君子汤，全方还包含六君子汤、理中汤、苓甘五味姜辛汤之意，立方之旨不离温、补、散、敛，温以振阳气，补以养中洲，散以祛寒邪，敛以降逆止咳。

加味六君子汤治疗的是内伤咳嗽，若外感寒邪之咳嗽，非本方所宜，当予小青龙汤、射干麻黄汤、杏苏散之属。

第七节　吴茱天麻汤治疗风痰上扰型眩晕的体会

眩晕之发病，多因饮食不节、劳倦、七情或年老体虚而起，临床以肝阳上亢、阴虚风动、气血亏虚、风痰上扰多见。

老教授认为，岭南地卑气湿，人们贪凉饮冷，喜食汤粥瓜果，素体脾虚者居多。或劳倦，或思虑过度，或恣食生冷、寒凉、肥甘厚味之品，致脾虚运化失司，聚湿生痰，痰浊内生，引动肝风，致风痰上扰清窍而发为眩晕。他在临床上发现，风痰上扰引起的眩晕占大多数。其病在肝、脾，为本虚标实之证。

老教授立温中散寒，化痰降逆，熄风止眩之法，自拟吴茱天麻汤治之。组方：吴茱萸10克（打烂），天麻15克，茯神30克，代赭石30克（先煎），党参30克，白术15克，川芎10克，白芷10克，当归15克，大枣15克，炙草10克，姜半夏15克。方中吴茱萸辛温散寒，降逆止呕，天麻平肝熄风止眩，共为君药。半夏燥湿化痰，降逆止呕；白术、茯神、党参健脾祛湿，治生痰之源，俱为臣药。川芎、当归、白芷养血祛风，血行风自灭；代赭石平肝潜阳、重镇降逆；大枣调和脾胃，共为佐药。炙甘草和中调药，为使药。诸药配合，共奏温中散寒、化痰降逆、熄风止眩之功。

本方实乃吴茱萸汤与半夏白术天麻汤化裁，乃取半夏白术天麻汤之健脾燥湿，化痰熄风，吴茱萸汤温中补虚，降逆止呕，皆因此类患者大都平素脾胃虚寒，痰浊内蕴，每于六淫、七情诱发厥阴肝寒上冲而发病。再于方中加代赭石平肝潜阳，重镇降逆，加川芎、当归以养肝血，党参以扶正，为标本兼治，常获良效。老教授强调，吴萸须打碎方可出味。临床辨证要点：头晕，恶心，呕吐，舌淡，苔白腻，脉弦滑。加减法：痰浊重者，苍术易白术，或二术同用，以加强燥湿化痰之功；若舌腻偏黄，或伴口苦，恐有化热之虞，可加寒凉清降之竹茹，泄热化痰，和胃止呕，亦可制约方中诸多辛燥之药。

现代医学认为，眩晕不是一种疾病，而是某些疾病的综合症状。在中医门诊，此类患者不少，不同的证型表现不一，而使用吴萸天麻汤必定具备眩晕、恶心、呕吐三大主症。如眩晕无恶心呕吐，或巅顶晕痛而察之舌脉不符，则非本方所主，当辨以气、血、阴、阳、五脏虚实治之，而"诸风掉眩，皆属于肝"，则是统领眩晕的病机。

第八节　加味半夏泻心汤治疗郁证的体会

郁证之发，有虚实两端，无不因气机郁滞。老教授认为，岭南本天气炎热，地卑气湿，人们贪凉饮冷，喜食汤粥瓜果，鱼鲜、肥甘为食，素体多为脾虚湿盛或湿热蕴结；加之现代社会竞争激烈，人们思虑过度，易致肝气郁结，肝郁则木不疏土，脾胃升降失常，壅滞为病，故寒热虚实错杂之郁证甚多，总因肝气郁结，中虚湿热。临床常见：心情抑郁，情绪不宁，胁肋胀痛，咽中如有物梗，烦躁失眠，夜梦纷纭，胸闷善太息，胸脘痞满，口苦，大便不爽，舌淡，苔黄腻或黄厚。

老教授认为，此寒热错杂之郁证实乃肝脾失调，肝气郁结，脾虚湿热中阻，以加味半夏泻心汤治之。组方：法半夏15克，党参15克，干姜5~10克，黄连5克，黄芩10~15克，炙甘草10克，大枣15克，柴胡15克，白芍15克，白术15克。本是仲景为少阳证误下致寒热夹杂之呕吐痞证而设，即于原方基础上加柴胡、白芍加强疏肝解郁之功，加白术加强建中运脾之力。方中法半夏味辛、性温，散结消痞降逆，为君药。干姜温辛温散，黄芩、黄连苦寒，泻热消痞，故为臣药。人参、大枣甘温益气，补脾气；白术苦、甘温，既能益气补脾，又能运脾燥湿；

柴胡、白芍疏肝柔肝，以助脾胃之升降，共为佐药。甘草调和诸药，为使药。诸药配合，寒热互用调其阴阳，苦辛并进以调其升降，补泻兼施以顾其虚实。使脾升胃降，枢机得利，肝气得舒，郁结自解。湿热著者，加地胆草30克；血虚不足，虚热内扰者，合酸枣仁汤或四物汤；心肾不交者，合二至丸。老教授强调，临证应谨守"中虚湿热"之病机，紧抓"腹痞满、舌淡或淡红、苔黄腻或黄厚"的辨证要点。老教授在加味半夏泻心汤的基础上随症加减，化裁出半夏泻心汤系列方五首：

方一：解忧半夏泻心汤：加合欢花、郁金、川楝子，适用于伴见精神抑郁、善太息、忧思易哭、情绪不宁等肝气郁结尤甚者。

方二：戊己半夏泻心汤：加布渣叶、炒建曲、吴茱萸，适用于伴见胃中嘈杂、口臭嗳腐、呕吐吞酸、大便黏腻不爽，或纳谷不馨等肝胃郁热，食积内停者。

方三：除烦半夏泻心汤：合栀子豉汤，适用于伴见虚烦不得眠、心中懊憹之胸膈郁热者。

方四：温阳半夏泻心汤：加附子、肉桂，适用于伴见形寒肢冷、脘冷喜按、腹中肠鸣、大便溏薄、脉沉迟而弱等阳气虚弱，阴寒内盛者。

方五：导滞半夏泻心汤：加枳壳、厚朴、生大黄，适用于伴见大便秘结、腹胀满、口臭等胃肠积热者。

寒热虚实错杂之郁证，临床多见于西医的焦虑症、抑郁症、胃肠神经官能症等情绪相关疾病，发病率有逐年升高之趋势。西药虽然起效快，但容易反复，且有一定的不良反应，还可能因长期用药引致耐药性。中药虽然起效慢，但副作用少，长期疗效更加确切。老教授提倡能中不西，中西医结合，优势互补，既可提高临床疗效，还可减少西药的用量及不良反应。老教授在临证中发现，此类患者多是中虚湿热，辛开苦降、寒热并用、消痞散结之半夏泻心汤正好合拍，疗效尤佳。若病情复杂者，多联合氟哌噻吨美利曲辛片、舍曲林片等抗焦虑抑郁西药，待病情稳定，西药逐步减量。老教授以舌苔之厚薄作为西药减量的主要依据之一，若舌苔从黄腻转薄，提示中焦湿热大减，脾胃升降功能渐复，病向愈，西药可开始减量。中医的灵魂在于辨证论治，更具个体化，中西医结合治疗郁证值得推广和进一步探讨。

第九节　乌梅丸治疗慢性荨麻疹的体会

荨麻疹，属中医学"瘾疹"范畴。老教授认为，慢性荨麻疹的发病，与虚、风、湿热有关。阳气虚，卫表不固是慢性荨麻疹的内因；风邪外袭，客于肌肤，是其外因；岭南人多素体湿盛，风邪易与湿相合，郁而化热，风湿热搏于肤肌，湿热留恋，风邪难去，反复发作，更伤阳气，正虚邪恋，寒热错杂，故迁延难愈。

老教授在临床实践中发现，慢性荨麻疹患者多为寒热虚实夹杂之证，多为阴阳气血失调，上热下寒，上实下虚，湿热内蕴。常症见：皮疹反复发作，或伴头晕、头痛、疲倦乏力；或手足不温、心烦；或畏寒同时，又有五心烦热；或伴心悸、心烦失眠、耳鸣、腰酸腿软、潮热盗汗；或见睡眠不实，多梦易惊；或口舌生疮、腹胀、腹痛、便溏等症。舌质淡或紫暗，舌体胖，边有齿痕，苔黄厚，脉象多弦滑无力，或沉细。

老教授认为，治疗寒热虚实错杂之证，若纯寒则伤阳，纯温则助火，纯补则留邪。乌梅丸寒热并用、辛开苦降、攻补兼施，有收有发，邪正兼顾。《金匮玉函要略》谓原方有"主胃虚……药亦用寒热之品治之"要义，提示了该方剂扶正祛邪的本意。老教授取乌梅丸寒热互用能和其阴阳，补泻兼施能固其虚实，与之正好合拍，用之临床疗效显著，日轻夜重者尤佳。急性期在原方基础上加蛇床子、地肤子清热燥湿，祛风止痒。桂附姜椒辛温阳散寒，与乌梅酸收，一辛散一酸收，调和营卫，当归治血祛风、补虚扶正，连柏苦寒清中下焦湿热，加地肤子、蛇床子清热祛湿，祛风止痒，使营卫调和，温阳、散寒、消风、清热燥湿而诸证得愈。严重者，老教授会配合西医的抗过敏治疗，待病情好转，逐渐减量、撤药。老教授强调，临证紧抓"寒热错杂，正气不足"的病机。临床辨证要点：荨麻疹反复发作，舌淡胖大或舌淡暗，苔黄腻，脉弦滑无力或沉细，畏寒、手足不温、腹痛喜温、恶心呕吐、便溏等"寒"之见症与心烦不寐、胸中烦热、颜面潮红、口舌生疮、咽痛口干等"热"之见症互见。临证只要有一寒一热之见症便是，不必悉具。加减法：偏热者加大黄连、黄柏用量；偏寒者加大干姜、制附子用量；血虚明显者加大当归用量，并加制首乌30克；急性发作已缓解者，去地肤子、蛇床子。乌梅丸口感酸、苦、麻、辣，胃酸过多者及上消化道溃疡者须密切观察胃痛及大便情况，若不能耐受麻味者，花椒宜减量。

慢性荨麻疹是临床常见疾病，反复发作，迁延不愈，严重影响患者的生活质量，而西医的抗组胺药和糖皮质激素治疗并不能根治。老教授认为，慢性荨麻疹为阳虚不固，气血不调，湿热内蕴，外感风邪的寒热虚实错杂之证，治疗时常常会顾此失彼，亦本病难治之原因。乌梅丸是治厥阴病厥热胜复、寒热错杂证的主方，其本质是肝阳虚，相火内郁，而形成寒热错杂证。历代众多大家用之治疗上热下寒挟虚或肝虚阳郁之久疟、久痢、厥阴头痛、泄泻、妇女经带，证属寒热错杂者，研究颇多。老教授用之治疗慢性荨麻疹，正是抓住"阳气虚而寒热错杂"的病机，取其寒热并用，阴阳共调，气血兼顾，攻补兼施，既不顾此失彼，又不犯虚虚实实之戒。老教授还主张中西医结合，既能快速起效治其标，改善患者症状，增强患者信心，又能以中医辨证施治求其本，减少患者痛苦，待中药起效再逐渐撤药。

第十节　苦参汤治疗慢性湿疹的临床体会

湿疹，中医称之为"湿疮""浸淫疮"。病虽发于表，但与五脏相连，多因脏腑功能失调，复感湿热之邪而发。湿性黏腻，湿疹易反复发作，若失治、误治，极易演变成慢性湿疹，甚则是顽固性湿疹。

老教授认为，慢性湿疹病程长，为正虚邪恋之证，长期服药已使其脾胃功能受损。口服药治疗已非最好的方法，原因有二：一者脾胃薄弱，则吸收药物能力较差；二者，久服攻伐之品则更伤正气。

老教授主张运用中医外治法治疗湿疹，既避免口服药损伤脾胃，药物又可直达药所，起效更快。他擅用经验方苦参汤治疗急、慢性湿疹以及顽固性湿疹，疗效卓著。苦参汤由苦参30~120克，黄柏30~80克，荆芥15~30克组成。方中苦参味苦、性寒，功能清热燥湿，杀虫止痒，为君药；黄柏味苦、性寒，既助苦参清热燥湿，又能泻火解毒，为臣药；荆芥味辛、性微温，发越邪气，祛风止痒，为佐药；三药合用，共奏清热解毒、祛风燥湿止痒之功。用法：上三味煎汤浸泡患处，每天20~30分钟，使增厚或有苔藓样变的皮肤充分湿润，去除增厚的皮屑，严重者可在浸泡完后外涂氟轻松软膏。通过中药浸洗患处，促使药力通过毛窍、皮肤深入腠理，贯通经络，调和气血，直达病所，从而更好地起到清热解毒、祛风燥湿止痒的作用。

老教授认为，在岭南一带，长年湿邪为患，湿疹多以心脾湿热外合外感风湿热之邪所致，故临床见丘疱疹或小水疱疹，易搔破、渗液、糜烂，甚则流黄水浓液等湿热之候。反复发作，迁延日久，皮肤粗糙结痂，甚若松皮。内服予清心火、泻肝、渗湿之方药，多在急性发作时施之。长期服用这些寒凉之品易损阳伤正，更不必说患者难于接受每日服药，患者更容易接受外治法的外洗浸泡。老教授行医数十载，临床治愈无数。曾以本方治疗一足跟褥疮溃烂见骨的患者，每日坚持泡浸2次，2~3个月后痊愈，而苦参、黄柏、荆芥的用量，则视湿疹病灶之大小而定。另外，苦参汤外洗对治疗妇科阴痒、面部痤疮亦有极好疗效。

第十一节　血净饮治疗月经病的体会

月经失调是临床常见妇科疾病，很多时候会因经血量大或淋漓不尽而用止血之剂，如：崩漏、经期延长、月经过多。其病因不外虚、瘀、热，或气虚不摄，或肾虚不固，或血热迫血妄行，或瘀血内阻，血不归经，致冲任不固，经血失约而为病。

老教授自拟血净饮，化瘀止血，养血和血，治疗月经失调的出血不止，效若桴鼓，止血而不留瘀，屡试屡效。血净饮组方：血竭5克，三七10克（先煎），阿胶15克（烊化），黑米醋150毫升。方中血竭味甘、咸、性平，归心、肝经，散瘀止血为君药。时珍谓其味甘咸而走血，盖手、足厥阴药也。《本草经疏》曰："骐驎竭，甘主补，咸主消，散瘀血、生新血之要药。"三七味甘、微苦，温通而入血分，功善止血，又善化瘀，具止血而不留瘀之长，助血竭化瘀止血生新。阿胶味甘、性平，乃血肉有情之品，补血止血，滋阴润燥，叶天士谓其味甘益脾，以统脾血，善治女子下血。贾所学言其力补血液，能令脉络调和，血气无阻，善治崩漏带下。两者共为臣药。黑米醋味酸、苦，性温，入肝、胃经，功能散瘀止血，为佐药。四药合用，共奏化瘀止血，兼养血和血之功。方中血竭，多外用于伤科，然口服效果亦奇佳，用量5克即可，3克亦有效。黑米醋为酸醋，非今制作黑醋姜之甜米醋。

老教授认为，正常之月经来去有时，而非正常之出血，乃血不循经，或多或少都伴有瘀血的存在。若单纯以炭类药及收敛固涩药止血，效果必不理想，且易于留瘀，成为新的致病因素，阻碍血的新生。他主张必须止血与化瘀同施。瘀血致病者，化瘀止血是治本，瘀去新生，气血自和；非瘀血致病者，化瘀止血是治标，止血而不留瘀。血净饮集止血、化瘀、养血生新于一方，止血而不留瘀，化瘀而能生新，标本兼治。

临床辨证要点：月经量多，或非时暴下，或淋漓不尽，或夹血块。血净饮配合辨证用药，可治不同证型之出血。血瘀者，合失笑散；气虚者，合补中益气汤或归脾汤；阴虚内热者，合知柏地黄汤；血热者，合补阴煎；虚寒者，合用温经汤；湿热者，合固经丸；肾气虚者，合附桂八味丸。对素有经期延长或月经过多者，在月经期的四五日或经量减少后即可用药。待血止之后，再根据病因辨证调治，或补气益血，或滋阴降火，或疏肝理气，或补脾固肾。

老教授认为，当今之月经失调，以气机郁滞，或夹瘀者多见，而虚证则较少。对此类月经失调，他于月经前1周予血府逐瘀汤疏肝理气，活血通瘀，因势利导，使瘀血随经血而去；月经期第4~5天予血净饮养血止血而不留瘀；月经后辨脏腑阴阳气血而调之，或补肝肾，或暖胞宫，或填精髓，或通血脉。顺应胞宫的藏泻，达到调经的目的。老教授认为，虽非崩漏，亦可遵循"塞流""澄源""复旧"之法治之。

对于月经失调引起的出血不止，现代医学常用止血、缩宫素、人工周期等治疗方法，效果并不理想，给妇女造成很大困扰。从中医角度来说，无非是各种原因所致之气血失和。中医通过辨证施治，调和气血，在治疗方面确有优势。老教授在临证时发现，不论何种证型之出血，若经常使用炭类或各种收敛的止血药，患者的月经颜色会变暗，或经行不畅，或经血中夹有渣滓，甚则行经期只见干漆样分泌物，此乃止血留瘀之故，因止血而造成瘀血，又成为新的致病因素。血净饮止血而不留瘀，辨证基础上加味治疗，对于各种证型之经期延长、崩漏、月经过多等一切需止血之证，皆有良效。

第十二节　小儿健脾补肺方的应用体会

小儿脏腑稚嫩，易受邪侵，易为乳食所伤，临床上肺脾气虚者比比皆是，影响其生长发育。

老教授根据小儿的生理特点，自拟小儿健脾补肺方培土生金，使得脾气旺，则肺气足，卫外得固，不易受邪。组方：太子参10克，白术5克，茯苓10克，甘草5克，陈皮5克，法半夏10克，大枣10克，黄芪10克，防风5克，黄精10克，桂枝3克，白芍5克，鸡内金10克，山楂10克。方中黄芪健脾益气、固表止汗，太子参健脾补益中气，共为君药。白术、茯苓健脾益气；防风走表而散风邪；黄精味甘，平补肺脾肾而不燥；共为臣药。黄芪得防风，固表而不致留邪；防风得黄芪，祛邪而不伤正。佐以法半夏、陈皮燥湿化痰；桂枝、白芍调和营卫；鸡内金、山楂消食导滞，一者顺应小儿脾胃虚弱，易致积滞，二者使补而不滞。甘草调和诸药，为使药。诸药合用，共奏补益肺脾、益气固表、化痰消食之功。

临床辨证要点：面色㿠白，汗多，易感冒，遇风则喷嚏，流涕，或偶有干咳，或咳嗽少痰，纳少，或伴口臭，或伴大便溏薄。

加减法：夜寐不安者，加生龙牡；烦躁者，加钩藤；汗出甚者，加煅龙牡；咳嗽痰多者，去黄精，加川贝、蜜枇杷叶、款冬花；大便干结者，加莱菔子。

小儿抵抗力弱，呼吸道疾病易于反复发作，1~4岁尤其多发，除上、下呼吸道的急性感染外，咳嗽变异性哮喘也不在少数。这不但影响小儿的生长发育，还给家长造成严重的心理和经济负担。西医除对症治疗外，抗生素和表面激素的使用亦是必不可少，这就造成阳气受损。小儿健脾补肺汤实乃陈夏六君子汤合玉屏风散、桂枝汤化裁而成。取陈夏六君子汤补脾化痰，玉屏风散益气固表，桂枝汤调和营卫，肺脾得补，阳气自旺。然小儿为纯阳之体，与体内属阴的物质相比处于相当优势，故病发多患热病，易伤阴津，故应用本方当在非急性发作期，缓缓调之，注意药量的调整，勿操之过急，以免其性温助阳伤阴，反受其害。而小儿脾胃娇嫩，用药不宜滋滞；且其易受乳食所伤，消食之品需常常酌情予之。

第十三节　小儿积滞方的应用体会

小儿积滞一证，临床比比皆是。老教授认为，当今社会，物质生活充裕，各种食物五花八门，小儿或食不知饱，或家长喂养不当，食量超过其脾胃的运化能力，致食停中脘，遂成积滞。小儿为纯阳之体，易从热化，积滞停留中脘，郁久化热。老教授认为，积滞化热，停滞于中脘，出现口臭、磨牙、夜寐不安、烦躁易怒、大便异常等症状。且邪热易上干于肺，往往是引起呼吸道感染的间接原因。

"积者消之"，老教授以自拟之小儿积滞方治之。组方：炒神曲10克，山楂10克，麦芽15克，谷芽15克，生苡仁10克，独脚金5克，鸡内金10克，罗仙子5克，淡竹叶5克，灯芯草2克，布渣叶5克，钩藤10克(后下)，白芍10克，甘草3克。方中山楂甘温而酸，酸胜甘，故能去肥甘之积；神曲甘腐，腐胜焦，故能化炮炙之腻；共为君药。汪昂在《医方集解》中指出："山楂酸温收缩之性，能消油腻腥膻之食；神曲辛温蒸窨之物，能消酒食陈腐之积。"鸡内金健脾消食，麦芽、谷芽行气消食、健脾开胃，布渣叶、独脚金、罗仙子既可消食化滞以助君药，亦能清热以防食积化热，六者俱为臣药。小儿心火、肝火易亢，白芍、钩藤、淡竹叶、灯芯草清心平肝，生苡仁健脾渗湿，共为佐药。甘草调和诸药，为使药。诸药合用，共奏消食化滞、清心平肝之功。临床辨证要点：不思乳食，大便酸臭或秘结，口臭，舌苔中部白厚，或伴磨牙，夜寐不安，烦躁易怒。加减法：大便干结者，加莱菔子以消食通便；脾虚者，加太子参、茯苓、白术以健运脾胃，防再积之虞；汗多者，加龙骨、牡蛎以收敛止汗；易感冒者，合玉屏风散以固表。

积滞在小儿的成长过程中是常有之证，现代社会物质丰裕，过度的喂养、嗜食燥热、生冷是其主要原因。临床上可将小儿积滞分为虚积、实积，老教授之小儿积滞方常用于实积，且积有化热之候，但本方亦清而不伤正。虚积当在培土鼓舞胃气为先，佐以消积之法，非本方所宜。在服消食导滞药之时，应食之以清淡，控制食量，即"四时欲得小儿安，常要三分饥与寒"之意。老教授在临床上发现，对小孩保健时，观察其口味、二便、舌苔尤为关键。若小儿出现口臭、二便酸臭，或便结、黏滞不爽、秽臭，苔厚或腻，或黄或干等症时，应当立即食以清淡，调之以消食导滞，否则感冒发热随即而至。现代医学亦认为，小儿（包括成人）消化不良会影响人的免疫功能。所以，老教授强调，食以清淡而又富有营养的食物，保证肠胃功能正常，是有效预防感冒的一个关键途径。

第五章 医案实录

医案 1 蒿芩清胆汤治疗暑湿案

【基本资料】

易某，男，时年 71 岁，于 2012 年 8 月 6 日初诊。

【发病过程】

患者 14 天前始头昏，头重，胀痛，身重倦怠，恶寒，发热，鼻塞，喷嚏，无咳嗽、咽痛，无腹泻，无关节疼痛，经外院治疗（具体不详）未效。

【首诊证候】

头重倦怠，恶寒，身热不扬，鼻塞，喷嚏，心烦，口不渴，胸闷，胃纳可，二便调。舌质红，苔白腻，脉濡数。体格检查：咽充血＋，双扁桃体不爽，双肺呼吸音粗，未闻及明显干湿性啰音。

【辨证论治】

中医诊断：暑湿。

辨证论治：暑湿伤卫；治以芳香宣透，清暑化湿，方用蒿芩清胆汤化裁。

处方：青蒿 10 克（后下），黄芩 15 克，滑石 30 克，枳壳 10 克，竹茹 15 克，甘草 10 克，橘红 10 克，法半夏 15 克，茯苓 15 克，藿香 15 克，白芷 10 克，佩兰 15 克，苍耳子 15 克。3 剂，日 1 剂，水煎服。

【随诊过程】

8月30日因其他病来诊，诉服上药后诸症悉除。

【按语】

《六因条辨》："盖大江以南，地卑气湿，其沿江濒海，雾露潮湿，甚于别处，故湿邪为患，四时多有。"本例暑季感冒，头昏重、身重倦怠，胸闷欲呕，是暑邪挟湿，暑湿之邪黏腻难愈，故2周未愈。老教授投以蒿芩清胆汤芳香宣透，清暑化湿，加苍耳子祛风湿、通鼻窍，加藿香、佩兰、白芷加强芳香化湿，使湿化热清，气机畅达，胃气调和，诸症自愈。

蒿芩清胆汤与小柴胡汤同为和解少阳之剂，临证宜详辨之。小柴胡汤主治邪踞少阳，胆胃不和证；蒿芩清胆汤主治之证除邪踞少阳外，还有湿热痰浊之证，多素体痰热湿热，或者痰湿体质感受外邪，入里化热，成湿热痰热证。两者用于治疗外感病，体质素弱或脾虚者尤宜，不必一定具有发热或寒热往来之症。岭南本是卑湿之地，四季皆湿邪为患。人们贪凉饮冷，喜食汤粥瓜果，平日以鱼鲜为餐，多是脾虚湿困或湿热内蕴之体质。外感湿热之证比比皆是，蒿芩清胆汤更适合岭南地区，临证但见往来寒热、口苦、咽干之小柴胡汤见症，若舌苔厚腻，投蒿芩清胆汤可事半功倍。而小柴胡汤相对更适于在北方应用。

医案2 宣肺化痰方治疗痰热型咳嗽案

【基本资料】

李某，女，时年41岁，于2013年1月31日初诊。

【发病过程】

患者于2012年12月28日不慎受凉后出现咳嗽，不分昼夜，咯痰黄稠不爽，伴胸痛，咽干，口苦，喉燥咽痛，鼻塞流黄涕，在当地医院经西药(具体不详)治疗后未见显效。

【首诊证候】

头痛，鼻塞流黄涕，胸痛，咳嗽咯黄稠痰，口渴，睡眠可，纳少，二便调。舌红，苔白，脉浮数。体格检查：咽充血＋，双侧扁桃体不大，双肺呼吸音粗，未闻及明显干湿性啰音。胸片：未见明显异常。血常规：白细胞计数 $7.20 \times 10^9/L$，中性粒细胞比例 70%，淋巴细胞比例 25%。

【辨证论治】

中医诊断：咳嗽。

辨证论治：证属痰热郁肺；治以清热宣肺，化痰止咳，方用老教授经验方宣肺化痰方。

处方：麻黄15克，北杏15克，枳壳10克，地龙20克，鱼腥草20克，法半夏15克，橘红10克，甘草10克，桑白皮15克，瓜蒌皮15克，浙贝15克，冬瓜仁20克，生姜15克。4剂，日1剂，水煎服。

【随诊过程】

二诊（2月4日）：患者夜间咳嗽已少，咯黄白稠痰，量稍减，已无胸痛，舌红，苔黄腻，脉滑数。守上方，3剂，煎服法同前。

三诊（2月7日）：患者咯痰转白黏，量少易咯，昨天始咳嗽增多，气促，喉痒，舌淡红，苔白，脉滑。上方去生姜，加干姜15克、细辛5克。4剂而愈。

【按语】

肺为娇脏，不耐寒热，尤不耐寒，咳嗽因于外感者，以风寒居多，病邪又极易随体质或治疗而发生寒热转化。所以一旦感受外邪，引起咳嗽，大多出现寒热夹杂之证，或寒多热少，或热多寒少，反而单纯的热咳或寒咳比较少见。故辨寒热最为重要。本案患者受凉后出现咳嗽咯黄痰、头痛、流涕，舌红，脉浮数，乃外感风寒，入里化热，痰热内蕴于肺，表邪未尽；胸痛乃肺气不宣，邪出不畅。二诊头痛、胸痛消失，咳嗽咯痰减少，知表邪已解，肺气已得宣畅，邪有出路。三诊咯痰转白黏量减，为热邪已去之大半；咳嗽反多，伴气促、喉痒，提示清热太过，或过食寒凉，致肺中有寒。由此可知肺不耐寒热，治疗稍有偏颇即变证立见。

老教授用经验方宣肺化痰方治之，既有三拗汤宣散表邪，宣通肺气，止咳平喘，桑白皮清泻肺热，再配以燥湿化痰之陈、夏，滑痰利肺之瓜蒌、贝母、地龙，既清肺又润滑而不泄，起到清宣化痰止咳之功，清、宣、降、化为其立方要旨。老教授从临证中发现，外感风寒之后，若未能得到有效治疗，多数会在2～3天内化热入里，出现痰热蕴肺的表现。从时间上看，本案患者符合发病规律。表邪入里化热，痰热内蕴，正是使用本方之最佳时机。虽热邪内蕴，但不宜寒凉太过，以免邪气被遏，冰伏不出，咳反不愈。

医案 3　加味杏苏散治疗子嗽案

【基本资料】

何某，女，时年 25 岁，于 2020 年 7 月 15 日初诊。

【发病过程】

患者于 1 周前不慎着凉后出现咳嗽，不分昼夜，喉痒，晨起咯少许黄痰，伴咽痛。

【首诊证候】

咳嗽，不分昼夜，喉痒，晨起咯少许黄痰，咽痛，无寒热，无头痛，无鼻塞流涕，睡眠可，纳可，小便调，大便干结。舌淡尖红，苔薄白，脉浮。体格检查：咽充血＋，双侧扁桃体不大，双肺呼吸音清，未闻及明显干湿性啰音。患者孕 19 周（末次月经 2020 年 3 月 4 日）。

【辨证论治】

中医诊断：咳嗽。

辨证论治：证属风寒袭肺，兼有化热；治以祛风散寒，宣肺止咳，兼清里热，方用杏苏散化裁。

处方：紫苏叶 10 克（后下），甘草 10 克，前胡 15 克，茯苓 15 克，陈皮 10 克，炒枳壳 10 克，法半夏 15 克，桔梗 15 克，大枣 10 克，北杏仁 15 克，川贝母 5 克，黄芩 15 克，干鱼腥草 10 克，雪梨干 30 克，火麻仁 30 克。3 剂，日 1 剂，水煎服。

【随诊过程】

二诊（7 月 18 日）：患者咳嗽大减，现偶干咳，大便调。上方去川贝母、黄芩、干鱼腥草、雪梨干，3 剂，煎服法同前。

【按语】

"妊娠咳嗽，谓之子嗽。"老教授宗巢元方之说，认为在妊娠期间的咳嗽，无论外感还是内伤皆属"子嗽"范畴。《傅青主女科·妊娠恶阻》

所云："本于肾气之旺也，肾旺以摄精，然肾一受精而成妊，则肾水生胎，不暇化润于五脏。"怀孕后脏腑经络之气血，下注胞宫以濡养胞胎，处于阴血偏虚，阳气偏亢的状态，因此，妊娠期的咳嗽，相对易于化热、伤阴。子嗽之辨证，与常人相去不远。本例外感风寒而化热，出现咽痛、咯黄痰、大便干结、舌尖红等热象，为寒热夹杂之证，而痰虽黄却不多，舌质淡，热不甚也。

老教授以杏苏散祛风散寒，化痰止咳，取其药性平和，不会辛散太过耗伤阴血，且苏叶有安胎之功，加川贝母、黄芩、干鱼腥草、雪梨干、火麻仁养阴清热化痰。二诊里热已除，去清热之品。

孕期虽有其特殊性，但子嗽之辨证与常人大抵一致，不外乎外感、内伤，外感不外乎六淫之邪，内伤不外乎脏腑功能失调。《内经》云："有故无殒，亦无殒也。"只要辨证准确，有是证，用是药，避免芳香走窜、有毒及攻伐太过之品，用药还是很安全的。

医案4　敛肺止咳方治疗久咳案

【基本资料】

李某，女，时年39岁，于2012年11月19日初诊。

【发病过程】

患者1月余前始出现咳嗽，不分昼夜，气急，喉痒，讲话易诱发，无寒热，无鼻塞流涕，无咽痛，曾至外院就诊，做胸部X线检查，报告提示：心肺未见明显异常，肺通气功能正常，支气管激发试验阴性。经治疗（具体不详）未效。

【首诊证候】

咳嗽，气急不能自忍，讲话易诱发，喉痒，咯透明黏痰如丝，量少，咽干，气短乏力，汗出，睡眠可，纳可，二便调。舌淡红嫩，苔少，脉虚数。体格检查：双肺呼吸音粗，未闻及明显干湿性啰音。

【辨证论治】

中医诊断：咳嗽。

辨证论治：证属肺气阴亏虚；治以敛肺止咳，益气养阴，方用老教授经验方敛肺止咳方。

处方：罂粟壳5克，乌梅10克，五味子10克，党参15g，橘红10g，法半夏15克，百部15克，款冬花15克，北杏15克，桔梗15克，浙贝15克，桑白皮15克，阿胶15克(烊化)。3剂，日1剂，水煎服。

【随诊过程】

二诊(11月12日)：患者咳嗽气急大减，气短乏力、咽干、汗出好转。上方去罂粟壳，3剂，煎服法同前。

三诊(11月15日)：患者偶咳嗽，无气急，讲话已无咳嗽，无咯痰，无咽干，气短、汗出轻，舌淡红，苔薄白，脉细。守上方3剂而愈。

【按语】

久咳最易伤正，本案患者咳嗽1个月，气短乏力、汗出，知其肺气不足；痰少而黏、苔少、脉虚数，乃肺阴亏虚；其痰黏如丝，似痰非痰，其色透明，此肺气阴亏虚之痰，系气虚不能化津，阴虚不能润津之故；咳嗽气急不自忍，肺气欲散也。故病在肺脏，肺之气阴亏虚，肺气欲散。"肺欲收，急食酸以收之"，治以敛肺止咳，益气养阴，方用老教授自拟之敛肺止咳方，加阿胶加强养肺之功，故药中病机而取效。方中之罂粟壳，敛肺力强，须是邪气已尽之时，亦不宜多服、久服，以免中毒成瘾，故本例初诊取效后即停用。

医案5　射干麻黄汤治疗慢性咳嗽案

【基本资料】

郭某，男，时年44岁，于2013年6月3日初诊。

【发病过程】

患者2个月前着凉后开始出现咳嗽，单咳，痰少质黏难咯，气逆上冲感，与天气变化、刺激气味无关，曾在当地医院及我院就诊，服抗生素及清热药治疗未效。

【首诊证候】

咳嗽，单咳，痰少质黏难咯，气逆上冲感，与刺激气味无关，无鼻塞流涕，无咽痒咽痛，睡眠可，纳可，二便调。舌淡红，苔白，脉弦。体格检查：双侧扁桃体不大，双肺呼吸音粗，未闻及干湿性啰音。辅助检查：5月20日胸部CT未见异常。肺通气功能正常，组胺支气管激发试验阴性。

【辨证论治】

中医诊断：咳嗽。

辨证论治：证属寒痰内伏，肺气上逆；治以温肺散寒，降气祛痰，方用射干麻黄汤合三子养亲汤。

处方：细辛5克，炙麻黄15克，紫菀15克，五味子10克，款冬花15克，法半夏15克，射干15克，大枣15克，生姜15克，紫苏子15克，白芥子15克，莱菔子15克。3剂，日1剂，水煎服。

【随诊过程】

二诊(6月5日)：咳嗽气促减，效不更方，守上方，5剂，煎服法同前。

三诊(6月13日)：偶咳嗽，气促轻，守方7剂而愈。

【按语】

老教授认为，肺最不耐寒，感寒而咳，四时皆有。本案患者受寒后肺失宣降，肺气上逆而作咳。寒邪郁肺，气不布津为痰，误用抗生素及清热中药后邪为寒遏，冰伏不出，致寒痰伏于肺内，故缠绵不愈。老教授以射干麻黄汤温肺散寒，降气化痰，合化痰下气之三子养亲汤加强化痰下气而取效。"咳而上气，喉中水鸡声，射干麻黄汤主之"，射干麻黄汤乃仲景专为寒哮而设，治疗外邪内饮之咳逆证，实乃温肺散寒，降气化痰之剂，临床不必拘泥于"喉中水鸡声"，只要病机相符即可用之。

医案6　培土生金法治疗慢性阻塞性肺气肿案

【基本资料】

黎某，男，时年64岁，于2013年9月9日初诊。

【发病过程】

患者3年前因天气变化后开始反复出现咳嗽，咳痰，活动后气促，每遇天气变化、感冒则病情加重，近年来自觉上述症状逐渐加重，未系统诊治。吸烟史数十年，1 包/天。

【首诊证候】

咳嗽，活动后气促，痰白如沫，咯吐不利，畏风，汗出，无心慌、胸闷，纳少，大便溏。舌淡，苔白，脉细。体查：R23 次/分，桶状胸，肋间隙增宽，双肺呼吸音弱，可闻及少许湿性啰音，未闻及哮鸣音。心率 82 次/分，律整，各瓣膜听诊区未闻及病理性杂音。胸片提示：肺气肿。

【辨证论治】

中医诊断：肺胀。

辨证论治：证属肺脾气虚；治以健脾补肺，化痰止咳，方用陈夏六君子汤化裁。

处方：甘草 5 克，茯苓 15 克，白术 15 克，陈皮 10 克，党参 15 克，法半夏 15 克，大枣 15 克，炙麻黄 15 克，款冬花 10 克，紫菀 10 克，川贝母 5 克，桑白皮 15 克。7 剂，水煎服，日 1 剂。

配合沙美特罗替卡松 250 粉吸入剂(早、晚各 1 次，每次 1 吸)。

嘱戒烟，加强呼吸内锻炼。

【随诊过程】

二诊(9 月 16 日)：诉服上药后咯痰转易，去桑白皮，加枇杷叶 15 克、龙脷叶 15 克、五味子 10 克降气敛肺，7 剂，煎服法同前。

三诊(9 月 26 日)：近 2 天咽喉不适，异物感，舌淡红，苔薄白，脉细略数，改用慢咽方益气养阴，生津利咽。处方：黄芪 30 克，甘草 10 克，玉竹 30 克，玄参 25 克，乌梅 10 克，诃子 15 克，木蝴蝶 10 克，生地黄 30 克，薄荷 10 克(后下)，浙贝母 15 克，桔梗 15 克，麦冬 15 克。7 剂。

四诊(10 月 28 日)：诉服上药后咽喉不适消失，现咳嗽咯白痰，量稍多，继续健脾补肺，止咳化痰为治，守 9 月 16 日方，7 剂。

五诊(11 月 7 日)：现咳嗽减，咯痰白黏，量少。守上方，7 剂。

六诊(11 月 18 日)：咳嗽咯痰少，质白黏，活动后气促减。守上方，7 剂。

七诊(12 月 2 日)：药后明显好转，去龙脷叶，7 剂。

八诊(12 月 23 日)：上方加黄芪 30 克，加强健脾益气之力，7 剂。

【按语】

本例久咳久喘，肺气亏虚，肺气既虚，卫表不固，则汗出、畏风；久病子盗母气，脾气亦虚，则纳少、便溏；脾虚则水湿不运，聚湿生痰，上贮于肺，痰与风邪相结阻于肺脏。《石室秘录》："治肺之法，正治甚难，当转治以脾，脾气有养，则土自生金。"以陈夏六君子汤培土生金，加五味子敛肺止咳，使脾健运，气血生化有源，五脏俱荣，正气充足，肺卫固，藩篱密，不易受邪，脾实亦可杜生痰之源，咳嗽自愈。咳嗽日久，宜"守法缓治"求其本，非一时能愈。

老教授强调，肺胀需要分阶段、分主次的中西医结合治疗，急性加重期以肺部的急性炎症为主要表现，采用西医抗感染、化痰平喘等治疗为主，中医辨证下的宣肺化痰平喘为辅。待炎症控制，进入疾病的稳定期后，则中医扶正固本为主，西医的吸入剂为辅。治疗基础上应嘱患者通过自身的包括营养、运动(呼吸肌锻炼)、耐寒锻炼，戒除不良的生活习惯，综合干预，才能延缓病情之发展，是防治本病的终极目标。

医案7　陈夏六君汤化裁治疗咳嗽变异性哮喘案

【基本资料】

高某，女，时年32岁，于2013年1月31日初诊。

【发病过程】

患者1年前始出现受感后咳嗽，在当地医院就诊，行胸部X线检查未见明显异常，经服中西药(具体不详)后好转。惟症状反复，多在夜间发作，遇冷空气、刺激气味则诱发。

【首诊证候】

夜间咳嗽，痰质清稀，喉痒，遇冷空气、刺激气味可诱发，无喉中哮鸣，多汗，畏寒，背冷，纳尚可，二便调。舌淡，苔薄白，脉沉细。查体：双肺呼吸音清，未闻及干湿性啰音，本院肺通气功能检查正常，组胺支气管激发试验阳性(组胺量3.91微摩尔)。

【辨证论治】

中医诊断：咳嗽。

辨证论治：证属肺中虚寒，饮邪内伏；治以温肺散寒化饮，方用陈夏六君子汤化裁。

处方：甘草10克，茯苓15克，白术15克，陈皮10克，党参15克，大枣15克，法半夏15克，干姜10克，五味子10克，细辛3克。4剂，水煎服，日1剂。

配合沙美特罗替卡松250粉吸入剂(早、晚各1次，每次1吸)。

【随诊过程】

二诊(2月7日)：药后诸症悉减，守上方，7剂，煎服法同前。

三诊(2月21日)：无咳嗽，汗出、畏寒、背冷好转，继续守上方，加熟附子15克(先煎)、阿胶15克(烊化)，增强温阳、养肺之功，7剂。

三诊(2月28日)：已无咳嗽，余症大减，上方去细辛，7剂。

后进退治疗3个月而愈。

【按语】

"病痰饮者，当以温药和之"，本案患者咳嗽一载，缠绵不愈，遇寒易发，伴畏寒、背冷，脉沉细，乃肺中虚寒，饮邪内伏。其咳嗽而不甚，且有汗出、畏寒等阳虚之证，不耐攻伐，而非耗散阳气之宣肺散寒剂所宜，应以温肺为治，兼以散寒化饮，老教授以陈夏六君子汤培土生金以固其本，加干姜温肺化饮，细辛辛温发散，合干姜蠲凝聚之饮，加酸涩之五味子收敛耗散之肺气，与细辛配伍，一收一散，使收敛而不致留邪，发散而不致伤正。三诊加熟附子，取其大辛大热，其性善走，为通行十二经纯阳之要药，外达皮毛而除表寒，里达下元而温痼冷，再加阿胶滋养肺脏，使阳气得温，饮邪得化，肺脾得养，诸症自除。

医案8　分期论治支气管哮喘案

【基本资料】

刘某，女，时年30岁，于2013年3月18日初诊。

【发病过程】

患者于3年前开始反复出现咳嗽，气促，每因天气变化、外感、遇刺激气味诱发，发作时可闻喉中哮鸣声，多次至我院就诊，确诊为"支气管哮喘"，但患者未接受规范治疗。近2天患者外感风寒，曾自服感冒通，3小时前患者再发喘促。

【首诊证候】

呼吸急促，喉中哮鸣有声，咳嗽痰多，痰黄咯之不爽，无鼻塞流涕，无发热，无汗出，纳可，二便调。舌红，苔腻，脉滑。体查：R25次/分，三凹征阴性，心率90次/分，律齐，未闻及病理性杂音，双肺呼吸音粗，双肺可闻及散在哮鸣音。

【辨证论治】

中医诊断：哮证。

辨证论治：证属热哮；治以清热宣肺，化痰定喘，方用老教授经验方宣肺化痰方化裁。

处方：麻黄15克，北杏15克，枳壳10克，地龙20克，鱼腥草20克，法半夏15克，橘红10克，甘草10克，桑白皮15克，瓜蒌皮15克，浙贝15克，冬瓜仁20克，干姜10克，细辛5克，旋覆花15克（包煎）。3剂，日1剂，水煎服。

配合（160微克）布地奈德福莫特罗粉吸入剂治疗（早、晚各1次，每次1吸）。

【随诊过程】

二诊（3月25日）：患者咳嗽气促明显减轻，转咯白稀痰，舌淡红，苔白滑，脉弦。体查：双肺哮鸣音减少。患者痰热已去，病因于寒，痰升气阻，喘息未平，改投射干麻黄汤合三子养亲汤加味以温肺化饮，下气平喘。处方：细辛5克，五味子10克，款冬花15克，法半夏15克，射干15克，大枣15克，莱菔子10克，麦冬15克，苏子15克，白芥子15克，炙麻黄15克，紫菀15克。7剂，煎服法同前。

三诊（4月8日）：患者无咳嗽气促，现畏风，易喷嚏、流涕，温度环境改变尤著，观其神疲体倦，气短，面色黧黑，满面雀斑。舌淡红，苔白腻，脉细。体查双肺哮鸣音消失。患者发作已缓，改用培生金之法以固本培元，陈夏六君子汤化裁。处方：甘草10克，茯苓15克，白术15克，陈皮10克，党参15克，法半夏15克，大枣15克，五味子10克，紫苏叶10克（后下），麦冬10克，桂枝10克，紫菀15克。7剂。加服本院中成药益肺养阴胶囊（老教授经验方，每天3次，每次2粒）。

四诊(4月22日)：患者咳嗽少，舌尖红，苔薄白，脉细。上方去苏叶，加灵芝15克、阿胶15克(烊化)，加强养肺之力。

五诊(5月6日)：咳嗽减少，守上方，7剂。

六诊(5月20日)：无咳嗽，守上方，7剂，

七诊(6月3日)：无咳嗽，纳可，二便调。继续守上方，7剂。

八诊(6月17日)：患者近几天感冒，咳嗽增多，上方去桂枝、阿胶，加细辛3克、紫苏叶10克(后下)以疏散表邪。7剂。

九诊(7月1日)：感冒已愈，咳嗽减少，舌淡红，苔白，脉细。上方加阿胶15克(烊化)、紫河车15克，以加强养肺补肾，纳气平喘。7剂。加服本院中成药补肾培元胶囊(老教授经验方，每天3次，每次3粒)。

十诊(7月15日)：患者无咳嗽，喷嚏亦减，惟服上药后胃脘部不适。舌淡红，苔薄白，脉细。上方去苏叶、细辛，加黄精10克，考虑阿胶滋腻碍胃，减量为10克，7剂。

十一诊(7月29日)：无胃脘不适，守上方，7剂。

十二诊(8月19日)：患者诉近一月无不适，上方加鹿角胶15克(烊化)，以加强补肾益精之功，7剂。

十三诊(9月2日)：患者无咳嗽气促，偶有喷嚏，天气转凉，改用膏方治疗以图缓治。处方：党参300克，白术300克，茯苓300克，灵芝300克，法半夏150克，陈皮90克，大枣300克，五味子150克，黄精300克，阿胶300克，紫河车150克，鹿角胶300克，紫菀300克，红花60克。以饴糖作矫味剂。

十四诊(10月24日)：诉服膏方后无不适，面色红润，自觉精神好转。继续膏方一料。随访1年，支气管哮喘无发作。

【按语】

本案素有痰饮宿疾，初诊乃外感风寒，入里化热，致痰热郁结、肺气上逆，发为热哮。发时以攻邪为急，老教授以自拟之宣肺化痰汤加干姜、细辛、旋覆花清热宣肺，下气平喘。二诊咳嗽气促减，转咯白稀痰，知其热已去，改用《金匮要略》之射干麻黄汤宣肺祛痰，下气平喘，配伍三子养亲汤温肺化痰，降气平喘而取效。三诊喘咳已平，但见其面色黧黑，满面雀斑，形倦气短，畏风流涕，乃肺脾肾俱虚。"未发以扶正气为主"，遂改用固本培元之法，陈夏六君子汤化裁，配合口服自制

之中成药益肺养阴胶囊及补肾培元胶囊。患者咳喘经年，正气大虚，内有夙根，服药非一朝一夕有效，至秋、冬季，改用膏方继续治疗，效法大自然之秋收冬藏，收敛肺气，藏精于肾，取其药力和缓，效果持久之意。使得脾气得健，肺气得固，肾气旺盛，夙根得除，咳喘得除。本案取效，除中药辨治得宜，西医的规范治疗亦功不可没。

医案9　宣肺通腑法治疗热哮案

【基本资料】

曾某，女，时年47岁，于2014年9月7日初诊。

【发病过程】

患者10年前开始出现间断气喘，发作时可闻及明显的喉间喘息声，曾在外院诊断为"支气管哮喘"，长期布地奈德福莫特罗吸入，病情稳定。3天前因感冒而发病，哮喘呈持续状态。入院后经用氨茶碱、吸入用复方异丙托溴铵溶液、甲泼尼龙琥珀酸钠粉针及抗生素等药物治疗，哮喘仍未缓解。

【首诊证候】

痛苦病容，气粗息涌不得卧，喉间哮鸣如吼，胸高胁胀，唇绀，咯痰质黏色黄，脘腹胀满，大便四日未行，无发热。舌质暗红，苔黄厚略黑，脉滑数。体格检查：双肺呼吸音粗，可闻及明显的哮鸣音。心率120次/分，律整，各瓣膜听诊区未闻及病理性杂音。

【辨证论治】

中医诊断：哮证。

辨证论治：证属热哮；治以泄热通腑，宣肺平喘，方用大承气汤合定喘汤化裁。

处方：甘草10克，射干15克，炙麻黄10克，黄芩15克，桑白皮20克，款冬花15克，法半夏15克，北杏仁15克，紫苏子15克，石膏40克（先煎），芒硝10克（冲），大黄10克（后下），厚朴15克，枳实15克。2剂，日1剂，水煎服。

【随诊过程】

二诊(9月9日)：服药1剂后，大便通畅，腹胀缓解，当晚气喘明显缓解，肺部哮鸣音减少。现无气喘，可以平卧，咳嗽咯黄痰。舌暗红，苔黄腻，脉滑略数。体查：双肺呼吸音稍粗，未闻哮鸣音。发作既止，改用清热宣肺化痰之法。

【按语】

本案患者咳喘十载，素有宿痰在肺，外感引动伏痰，痰升气阻，发为热哮。肺气壅塞不通，则大肠传化失常，大便不通。而浊气上逆乘于肺，咳喘更甚，实乃肺气壅塞，腑气不通之证。

老教授立宣肺通腑之法，以大承气汤合定喘汤化裁。乃取定喘汤宣肺平喘，清热化痰，大承气汤通腑泄热以泻肺降气之意，使肺气得宣，腑气得通，痰热得清，则咳喘自平。定喘汤虽用于风寒外束，痰热内蕴之哮证，但不管有无表证，皆可用之，有表证者用生麻黄，无表证者用炙麻黄。承气汤之用则视大便情况而定，如本案之腹胀，大便数日未行，脉滑数者，虽腑实之候未尽全，亦可用大承气汤；若大便干结，无腹胀者，可用调胃承气汤，大便正常而正气不虚者，酌减量用之。临证以痰鸣气喘，咯黄痰，大便不通，舌红，苔黄腻，脉滑数为辨证要点。气喘甚者，加旋覆花、射干降气平喘；热甚者加生石膏、鱼腥草、泻白散清泻肺热；痰多难咯者加瓜蒌皮、冬瓜仁清热化痰。

所谓肺实泻大肠，治疗热哮，以承气汤釜底抽薪是速逐病邪，挫败病势，缩短病程的关键，故本案用之事半功倍。临床但见痰热壅肺，肺气不利，升降失常诸证，皆可用之，不必拘泥是否哮证。大黄用量一般5~10克，芒硝5~10克，用药期间须观察大便情况，中病即止，以防损伤正气。若大便每天七八次甚则十数次，应立即减量或停用。

医案10 温肺散寒蠲饮法治疗寒哮案

【基本资料】

熊某，女，时年78岁，于2017年8月21日初诊。

【发病过程】

患者素有支气管哮喘病史，未规范用药。近1个月反复咳嗽，夜间加重，咳甚则闻喉中哮鸣，咯白稀痰。昨天着凉始发热，恶寒，流清涕，无汗，咳嗽夜间甚，喉中哮鸣声，甚则倚息不得卧，咯大量白稀痰。

【首诊证候】

发热，恶寒，无汗，咳嗽喘息，喉中哮鸣，甚则一宿不能卧，咯白稀痰，量多，纳少，二便调。舌淡暗，苔水滑，脉弦。体格检查：T38.4℃，呼吸气促，双肺呼吸音粗，可闻及散在哮鸣音，未闻及干湿性啰音。辅助检查：胸片：肺气肿。肺功能：中重度混合性肺通气功能障碍。支气管舒张试验阳性（累计吸入万托林400微克）。

【辨证论治】

中医诊断：哮证。

辨证论治：证属寒哮；治以温肺散寒蠲饮，方用小青龙汤合三子养亲汤化裁。

处方：甘草10克，细辛3克，蜜麻黄15克，干姜10克，白芍15克，五味子10克，桂枝10克，法半夏15克，紫苏子10克，炒莱菔子10克，白芥子15克，旋覆花10克（包煎），白果仁10克。2剂，日1剂。

【随诊过程】

二诊（8月23日）：发热退，无恶寒，咳嗽咯痰减少，无喘息，纳可，二便调。双肺呼吸音稍粗，未闻及哮鸣音。守上方，3剂，煎服法同前。

【按语】

本案患者外感风寒，见身热、恶寒、无汗，表寒也；素有宿痰伏肺，外邪引动伏痰，痰升气阻，喉中哮鸣，咯白稀痰，苔水滑，脉弦，外寒里饮之证也。老教授以小青龙汤温肺散寒蠲饮，加三子养亲汤，加白果、旋覆花加强降气行水，化痰平喘之功。小青龙汤外解表寒，内散水饮，为表里双解之剂，与本案之寒哮证药证合拍，故霍然而愈。老教授认为，小青龙汤寒饮内伏之证，或喘，或咳之证，不必拘泥有无表证。辨证紧抓"咳逆倚息不得卧"，夜间咳嗽或咳喘为甚，痰必清稀易咯，苔水滑，脉弦，或浮紧，或沉。唯其辛烈走窜，能耗阴动阳，不宜久服，咳喘一平则更方。方中麻黄、桂枝同用，又配细辛，则发散之力更强，对年老体弱以及心肾虚衰者，或舌质嫩，尺脉弱者，切不可孟浪投之，以免发越太过，阳气暴脱，变生他证。

医案 11　月华丸治疗支气管扩张咯血案

【基本资料】

戚某，女，时年 34 岁，于 2012 年 11 月 22 日初诊。

【发病过程】

患者自 2004 年始出现反复咯血，色鲜红，量少，多在夜间 7～9 点发作，发作前有胸翳，口干，烦躁，睡眠不宁，平素时有咳嗽，咯痰或白或黄，量少，在南海区人民医院确诊为：支气管扩张，经治疗症状反复。近几天熬夜，昨晚再次咯血，量少。

【首诊证候】

偶有咳嗽，咯少许白黏痰，咯血量少，色鲜红，口干，唇干舌燥，心烦多梦，易醒，纳可，二便调。舌尖红有瘀点，舌底瘀丝，苔白，脉细数。查体：双肺呼吸音清，未闻及干湿性啰音。

【辨证论治】

中医诊断：咯血。

辨证论治：证属阴虚火旺，灼伤血络；治以滋阴降火，凉血止血，方用月华丸化裁。

处方：山药 15 克，三七 10 克（先煎），生地黄 15 克，百部 15 克，沙参 15 克，麦冬 15 克，天冬 15 克，菊花 15 克，桑白皮 15 克，茯苓 15 克，川贝母 10 克，栀子炭 15 克，侧柏叶 15 克，桃仁 15 克。7 剂，水煎服，日 1 剂。

配合氟哌噻吨美利曲辛片口服，每次 1 片，每日 2 次，7 日。

【随诊过程】

二诊(11 月 29 日)：诉药后无咯血，睡眠改善，口干、唇干好转，继续守上法治疗，7 天。西药同前，7 天。

三诊：(12 月 6 日)：无咯血，偶咳嗽咯少许白黏痰，上方去栀子炭、侧柏叶，加熟地 15 克、丹皮 15 克、太子参 30 克，7 剂。西药同前，7 天。

此后继续上方进退治疗，患者病情稳定，鲜有咯血。

【按语】

本案患者咯血经年，肺阴亏虚，肺肾为金水相生之脏，肺阴虚日久及于肾，成肺肾阴虚之势，水亏火旺，火灼肺金，血络受损，血溢脉外，发为咯血。咯血多在晚上 7~9 点，乃因申时为肾经主时，肾水亏虚，虚火上炎之故。口干、唇干舌燥、心烦多梦、脉细数乃阴虚火旺之象。反复咯血，血不循经，致瘀血内阻，故舌有瘀点、舌下瘀丝。此例虚火正盛，血府不宁，宜滋阴降火、凉血止血为务，老教授治以月华丸化裁，去滋养之熟地、阿胶，加桑白皮、栀子炭、侧柏叶、桃仁，加强清肺凉血止血之功，故药证合拍而效。本案中，瘀血贯穿本病的全程，既是病理产物，也是致病因素，故无论有无咯血，应都在滋阴降火的基础上，不离"止血、消瘀、宁血、补血"四大治血法则。

老教授认为，支气管扩张为反复发作性疾病，病久肝气郁结，多伴抑郁、焦虑的情绪，且肝郁易火刑金，加重咯血，故药中常佐以疏肝平肝之品，并配合西医抗抑郁焦虑治疗，树立战胜疾病的信心，对治疗大有裨益。

医案 12　慢咽方治疗慢性咽炎案

【基本资料】

陈某，女，时年 31 岁，于 2012 年 7 月 23 日初诊。

【发病过程】

患者 3 个月前始出现咽部异物感，伴咽干，清嗓后好转，熬夜后或进食燥热后加重，咯透明黏痰不爽，偶干咳，无胸闷气促，无呼吸困难，未诊治。

【首诊证候】

咽干异物感，咯透明黏痰不爽，偶干咳，无吞咽困难，无言语障碍，无打鼾，睡眠不宁，纳可，二便调。舌淡红，少苔，脉细略数。咽部黏膜稍有充血，后壁滤泡增生，双肺呼吸音清，未闻及干湿性啰音。

【辨证论治】

中医诊断：慢喉痹。

辨证论治：证属肺气阴两亏，挟痰上扰；治以益气养阴，化痰利咽，方用老教授经验方慢咽方。

处方：黄芪30克，太子参25克，生地黄30克，玄参25克，麦冬15克，桔梗15克，甘草10克，浙贝15克，乌梅10克，千层纸10克，诃子15克，薄荷10克（后下）。3剂，日1剂，水煎服。

【随诊过程】

二诊（7月26日）：患者咽部异物感减，咯痰较前爽，睡眠好转，效不更方，守上方4剂，煎服法同前。

三诊（7月30日）：咽干，异物感不显，无咯痰，守方7剂而愈。

【按语】

本案患者咽干异物感反复3个月，慢喉痹无疑。老教授认为，慢喉痹以气阴咽亏虚者居多。脾不升清则难以上养于喉，肾阴不足则相火无制，熏灼咽喉，是以咽干涩。本例熬夜后或进食燥热后加重，乃阴伤致咽喉更失濡养。气虚不能化津，阴虚不能润津，故咯痰多黏而透明。舌淡红，苔少，脉细略数，乃气阴虚之象。老教授用经验方慢咽方益气养阴，化痰利咽。本案药证合拍，故能药到病除。

医案13　益气固表，祛风散寒治疗变应性鼻炎案

【基本资料】

叶某，男，时年32岁，于2012年11月12日初诊。

【发病过程】

患者1年前出现环境温度变化引起阵发性鼻痒，晨起甚，喷嚏，流清涕，量多，伴眼痒、咽喉痒等症，时失嗅，畏风，面白，易咳嗽，未系统诊治。

【首诊证候】

阵发性鼻痒，喷嚏，流清涕，目痒，咽喉痒，间咳嗽，畏风多汗，纳可，二便调。面色㿠白，舌淡红胖大边齿印，苔薄白，脉弱。

【辨证论治】

中医诊断：鼻鼽。

辨证论治：证属肺脾气虚，感寒而发；治以益气固表，祛风散寒，方用补中益气汤合桂枝汤化裁。

处方：黄芪30克，白术15克，党参15克，陈皮10克，升麻5克，柴胡10克，炙草10克，当归10克，藿香10克，白芷5克，白芍15克，苍耳子15克，辛夷15克，桂枝5克。7剂，水煎服，日1剂。

【随诊过程】

二诊（12月29日）：诉服上药后症状改善，守上方，7剂，煎服法同前。

三诊（2013年1月10日）：晨起偶鼻痒、喷嚏，已无咳嗽，畏风减轻，上方去苍耳子，7剂。

四诊（1月17日）：无鼻痒，偶有喷嚏，面色好转。7剂。

五诊（1月24日）：已无喷嚏，仍有畏风，汗出少，守方7剂，另予补中益气丸续服调理。

【按语】

鼻鼽的发病有个体特异性，肺气虚弱，卫表不固是发病的根本，感受寒邪是其诱发因素，肺虚感寒是其发病机理。本例阵发性喷嚏、流涕、畏风汗出，面白，舌胖大边齿印，脉弱，肺气虚而卫表不固也。

老教授以补中益气汤合桂枝汤、苍耳子散化裁治之。既有补中益气汤培补中气，桂枝汤调和营卫，又有苍耳子散祛风散邪通窍，诸药配伍，扶正而不敛邪，祛邪而不伤正，共奏补气固表散寒之功。鼻鼽为反复发作性疾病，非朝夕可愈，需缓缓图之，故在急性发作期缓解后，则改用补中益气汤（或中成药补中益气丸）培土生金固其本。

鼻鼽相当于现代医学之变应性鼻炎，是由基因与环境互相作用而诱发的多因素疾病。从中医理论来说，现代人缺乏锻炼，体质下降，过食生冷寒凉食物致土不生金，久居空调之室致阳气受损，均可致正气不足，是其发病的内在原因。西医鼻内给药或口服抗过敏药，只能暂时缓解症状，而不能根治。中医的优势在于扶正气，使不受邪干。

医案 14　扶正祛邪治疗新冠后遗症案

【基本资料】

王某，女，时年 54 岁，于 2023 年 1 月 18 日初诊。

【发病过程】

患者去年 12 月中旬患新冠后出现咳嗽，气逆上冲感，咽痒，遇刺激气味、冷空气则加重，咯痰清稀，量少，无喉中哮鸣，无呼吸困难，伴气短乏力，时有心悸，曾在当地诊所求治，服药（具体不详）未见显效。

【首诊证候】

疲倦，咳嗽咯清稀痰，气逆上冲感，遇异味及冷空气则诱发，无喉中哮鸣，气短乏力，时有头晕，汗多，四末不温，纳一般，入寐难，二便调。舌淡，苔薄白，脉弦。查体：双肺呼吸音清，未闻及干湿性啰音及哮鸣音。过敏性支气肺疾患病史。

【辨证论治】

中医诊断：咳嗽。

辨证论治：证属寒痰内伏，肺气上逆；治以温肺散寒，降气祛痰，方用射干麻黄汤合三子养亲汤化裁。

处方：款冬花 15 克，射干 15 克，细辛 3 克，法半夏 15 克，蜜麻黄 15 克，紫菀 15 克，大枣 10 克，五味子 10 克，生姜 15 克，紫苏子 10 克，芥子 10 克，炒莱菔子 10 克，旋覆花 10 克（包煎）。5 剂，水煎服，日 1 剂。

氯雷他定片 10 毫克，口服，每晚 1 次，共 7 天。

孟鲁司特钠片 10 毫克，口服，每晚 1 次，共 7 天。

【随诊过程】

二诊（2 月 2 日）：服药 2 剂后咳嗽大减，现偶咳嗽，痰少，咽痒，手足凉，汗多，汗后身凉，气短乏力。考虑咳嗽渐平，改用健脾温肺之法以治其本，陈夏六君子汤化裁。处方：法半夏 10 克，白术 15 克，茯苓 15 克，陈皮 10 克，大枣 10 克，红参 10 克，甘草 10 克，五味子 10

克，干姜10克，细辛5克，款冬花10克，旋覆花10克（包煎），桂枝5克。7剂，煎服法同前。西药同前，并吸入（320微克）布地奈德福莫特罗吸入粉雾剂（Ⅱ），每次1吸，每日2次。

三诊（2月13日）：现偶咳嗽，无气逆上冲感，气短乏力减，手足凉，出汗稍减，睡眠仍差，情绪低落。效不更方，守上方，7剂。停服氯雷他定和孟鲁司特钠，加服氟哌噻吨美利曲辛调节其不良情绪，每次1片，每日1次，7日。

四诊（2月22日）：现已无咳嗽，情绪、睡眠好转。舌淡红，苔薄白腻。守上方，7剂。

五诊（3月13日）：现无咳嗽，偶有耳鸣，头晕眼花，舌淡，苔薄白，脉细。乃气虚不摄，血虚不荣也，改立健脾益气，养血安神之法，归脾汤化裁。处方：大枣15克，龙眼肉15克，炙甘草10克，白术15克，当归15克，红参10克，茯苓15克，炒枣仁15克，黄芪30克，制远志5克，枸杞子15克，灵芝30克，五味子10克。7剂，水煎服，日1剂。继续口服氟哌噻吨美利曲辛片，每次1片，每日2次，7日。

六诊（3月20日）：药后无头晕，耳鸣改善，晨起右耳阻塞感，汗出减少，手足凉较前缓解，上方加石菖蒲15克以通窍。7剂。西药同前，7日。

七诊（3月29日）：右耳无阻塞感，左耳鸣减少。舌淡红，苔薄白，脉细。上方加桔梗10克引药上行，7剂。西药同前，7日。

八诊（4月12日）：无耳鸣，咽部异物感，入睡较前容易，口干，舌红，苔薄白，脉弦细。改滋养肝肾为法，杞菊地黄丸化裁。处方：枸杞子15克，熟地黄30克，泽泻10克，茯苓15克，菊花10克，山药30克，山茱萸15克，牡丹皮10克，灵芝30克，桔梗10克，姜厚朴10克，诃子10克。7剂，水煎服，日1剂。

九诊（5月29日）：无咽部异物感，睡眠可，体位改变时偶有头晕，上方加制首乌30克、当归15克，加强养血之功，14剂，煎服法同前。

【按语】

本案患者感染新冠寒湿疫毒之邪，邪侵肺卫，肺失宣降，气逆而咳，寒邪郁肺，气不布津为痰，致寒痰伏肺。正气因抗邪而大伤，五脏之气受损，阳气不足不能温煦、固摄，故四末不温、汗多；脾气虚则气血生化乏源，气血不上荣于脑，则头晕，血不养心则失眠，脾气不升则耳鸣，肺气虚则气短乏力，为正虚邪恋之证。老教授先温肺散寒，降气祛痰以祛其邪，后扶正固本以治其虚，或健脾温肺，或益气养血，或滋养肝肾，旨在调整脏腑的阴阳气血之失调，以平为期。

患者素有过敏性支气管肺疾患病史，感染新冠疫邪后，支气管黏膜受损引发咳嗽再发，故联合西药抗过敏，包括口服和吸入粉雾剂，使患者的咳嗽症状迅速得到控制，加快了后续扶正治疗的进程。三诊时患者出现不良情绪，加氟哌噻吨美利曲辛抗焦虑抑郁。这也是老教授分阶段、分主次中西结合的学术思想的体现。

新冠感染后可引致多器官的损伤和免疫功能的损害，而咳嗽、气短乏力、胸闷心悸、头晕、畏寒、脱发、失眠、皮肤过敏等后遗症，临床随处可见，对患者造成很大的困扰。而中医具有辨证论治的特点，更具人体化，在调整机体免疫功能方面更具优势。

医案 15　阳虚误汗案

【基本资料】

杜某，男，时年 52 岁，于 2014 年 1 月 4 日初诊。

【发病过程】

患者素畏寒肢冷，有过敏性支气管肺疾病病史，间断西药吸入剂治疗。10 余天前天气转冷后始咳嗽，气逆上冲感，夜间尤重，甚则恶心欲呕，受凉后加重，无咯痰。前医拟诊风寒袭肺之咳嗽，治以祛风散寒，宣肺止咳，杏苏散加百部、乌梅、射干、地龙、细辛、麻黄、干姜、紫苏子。服药 1 剂后汗出如雨，疲倦乏力，气短，咳嗽增多。

【首诊证候】

面色苍白，神疲乏力，少气懒言，畏寒肢冷，汗多湿衣，咳嗽气促，不分昼夜，甚则恶心欲呕，咯白稀痰，量多，纳少，二便尚调，舌淡暗，苔薄白，脉细弱，尺弱。双肺呼吸音清，未闻及干湿性啰音。

【辨证论治】

中医诊断：汗证。

辨证论治：证属误汗伤阳，阳虚漏汗；治以温中回阳，固涩止汗，兼以理气化痰，方用四逆汤合陈夏六君子汤化裁。

处方：五味子 10 克，干姜 15 克，肉桂 5 克(焗服)，莱菔子 15 克，紫苏子 15 克，款冬花 15 克，黑顺片 30 克(先煎)，炙甘草 10 克，白术 15 克，陈皮 10 克，党参 30 克，法半夏 15 克，大枣 15 克。3 剂，水煎服，日 1 剂。

【随诊过程】

二诊(1 月 16 日)：精神好转，自觉虚弱感减轻，诸症悉减，汗出少。效不更方，上方加白芥子 15 克，加强温肺化痰之功。3 剂，煎服法同前。

【按语】

本案患者咳嗽病史经年，素来畏寒肢冷，阳气本虚，此次发病外感风寒，前医却误用杏苏散发越表阳，加用生麻黄、细辛重伤阳气，致阳虚汗漏，若不及时治疗，则有大汗亡阳之虞。老教授以四逆汤加肉桂温中回阳；其咳嗽伴恶心欲呕，咯大量白色稀痰，乃肺脾气虚，痰浊内阻，陈夏六君子汤合三子养亲汤健脾补肺，燥湿化痰；五味子敛肺止咳，收涩止汗。诸药合用，阳回汗止，咳嗽自平。

"阳气者，若天与日，失其所则折寿而不彰"。阳气是生命的原动力，具有温养、气化、推动、卫外、固密的功能，阳气的消亡预示着生命的结束。老教授强调，临证用药需时时顾护阳气。但往往在临床上一些不恰当的治疗，如汗法、下法、苦寒太过等等，都会损耗阳气甚则引致阳气的亡失，因此，我们在临床上使用攻伐之法时，切勿鲁莽行事。如本案之用麻黄、细辛误汗，本意乃宣肺散寒，因未细察患者阳虚之体质，致阳气发越太过，阳气虚衰，几酿危候，可谓差之毫厘，谬以千里。麻黄用于太阳伤寒证则立竿见影，而此处是辨证治疗的偏差，乃医者之误也。我们作为医生，应常怀敬畏之心，精研医术，临证审慎多思，方不负患者之重托。

第五章 医案实录

医案16　半夏泻心汤治疗胃痞案

【基本资料】

关某，女，时年40岁，于2021年8月2日初诊。

【发病过程】

患者于10天前进食大量肉食及冷饮后出现胃脘胀满，疼痛轻，餐后甚，伴嗳气，无反酸，自服吗丁啉及消食健胃片未效，遂来就诊。

【首诊证候】

胃脘部胀满，伴少许疼痛，嗳气，疲倦嗜睡，口淡，无反酸，无恶心呕吐，纳少，小便调，大便溏。舌质淡，苔黄白，脉沉弦。查体：腹平软，上腹轻压痛，无反跳痛，墨非征阴性。

【辨证论治】

中医诊断：胃痞。

辨证论治：证属中虚湿热，寒热互结，升降失常，胃气失和；治以温中清热，消痞除胀，燮理升降，方用半夏泻心汤化裁。

处方：黄连5克，干姜5克，炙甘草10克，白术20克，黄芩10克，红参10克，法半夏15克，川楝子10克，郁金15克，砂仁10克，柴胡15克，大枣10克。7剂，水煎服，日1剂。

【随诊过程】

二诊(8月11日)：胃脘胀满疼痛稍减，仍嗳气，疲倦稍减。上方去川楝子，加大腹皮10克、厚朴15克、香附15克，增强行气宽中消胀之力，7剂，煎服法同前。

三诊(9月1日)：胃脘胀满大减，无疼痛，偶有嗳气，大便细软。察其舌苔转薄白，湿热去之大半，上方黄连减量至3克，7剂。

【按语】

本案患者过食肥甘厚味，湿热积于中焦，饮冷伤脾，成寒热互结，致清气不升，浊阴不降，清浊相杂，阴阳反作，遂见胃脘胀满、嗳气、纳呆、大便溏薄。而舌淡、苔黄白腻是中虚湿热之证。半夏泻心汤为仲景治疗误下伤中，少阳邪热乘虚内陷，郁结于心下，形成寒热错杂，虚实夹杂，阴阳失调，升降失常之证。老教授以此治之，加柴胡、白芍、郁金、川楝子以条达肝气，加白术以建运中洲，加砂仁以理气和中。诸药合用，使得脾升胃降，枢机得利，寒热得调，诸症自愈。若嗳腐口臭者，食积也，加布渣叶、炒建曲、吴茱萸；若形寒肢冷、腹中肠鸣者，阳气虚衰也，加附子、肉桂；若大便秘结，口气臭秽者，胃肠积热甚，加大黄、枳壳、厚朴。

医案 17　抑木培土法治疗慢性胃炎案

【基本资料】

潘某，女，时年 63 岁，于 2014 年 9 月 18 日初诊。

【发病过程】

患者 1 月余前始出现胃脘部胀痛，餐后为甚，无恶心呕吐，嗳气无反酸，每心情不舒加重，烦躁，夜寐差，曾到我院消化科求治，行胃镜检查提示：慢性浅表性胃炎，经中西医治疗（具体不详），症状反复。近 2 天心情不舒，上症加重。过敏性咳嗽病史。

【首诊证候】

胃脘部胀痛，餐后甚，嗳气，无反酸，时伴胁痛，烦躁，夜寐易醒，多梦，纳一般，二便尚调。舌淡，苔白，脉弦细。体查：腹平软，胃脘部轻无压痛，无反跳痛，麦氏点无压痛，墨非征阴性。

【辨证论治】

中医诊断：胃痛。

辨证论治：证属脾虚肝旺；治以疏肝理气，健脾和胃，方用四君子汤合四逆散化裁。

处方：党参 20 克，白术 15 克，茯苓 15 克，炙甘草 10 克，柴胡 10 克，枳壳 15 克，白芍 15 克，木香 10 克（后下），乌药 30 克，砂仁 10 克（后下）。7 剂，水煎服，日 1 剂。

【随诊过程】

二诊（9 月 24 日）：药后稍好转，效不更方，守上方，5 剂。煎服法同前。

三诊(9月29日)：诉药后好转，仍嗳气，上方加黄连5克、吴茱萸5克。7剂。

四诊(10月8日)：药后诸症明显好转，无胁痛，间嗳气，纳可，继续守方治疗，7剂。

五诊(10月15日)：诸症悉罢，去黄连、吴茱萸，守上方，7剂。

【按语】

《临证医案指南》云："胃痛，邪干胃病也。为肝气相乘尤为甚，以木性暴且正克也。"本例胃脘胀痛，因情绪而加重，伴胁痛、烦躁、寐差，舌淡而脉弦细，知是脾虚肝旺证。《医碥·五脏生克说》曰："木能疏土而脾滞以行。"老教授予四君健脾益气，四逆散疏肝理气，加木香、砂仁、乌药理气和胃，药中病机而取效。二诊加左金丸，辛开苦降，旨在加强疏肝清肝，降逆和胃之功，乃肝胃同治之意。肝脾不宜过辛过苦，以甘缓为佳，故得效即去黄连、吴茱萸。本案迁延日久，肝木乘脾，既疏肝理气又要实脾，补脾对治疗反复胃痛至为关键。

医案18 藿香正气散治疗腹胀案

【基本资料】

林某，女，时年22岁，于2015年4月9日初诊。

【发病过程】

患者于1周前出现脘腹痞满，泛恶欲吐，无寒热，无腹痛，纳少，大便溏薄，未诊治。

【首诊证候】

现脘腹痞满不适，恶心欲呕，纳少，口淡不渴，口苦，大便溏，四肢困倦。舌淡，苔黄白腻，脉濡缓。查体：腹平软，全腹无压痛及反跳痛，肠鸣存。

【辨证论治】

中医诊断：痞证。

辨证论治：证属脾虚湿滞中焦，湿郁化热；治以运脾祛湿清热，方用藿香正气散化裁。

处方：藿香 15 克，苏叶 10 克（后下），苍术 15 克，大枣 10 克，甘草 10 克，茯苓 15 克，白芷 10 克，厚朴 10 克，大腹皮 15 克，陈皮 10 克，法半夏 15 克，桔梗 15 克，地胆草 15 克，茵陈 15 克。4 剂，水煎服，日 1 剂。

【随诊过程】

二诊（4 月 13 日）：药后诸症大减，舌苔转白，黄腻尽去，湿热已清，上方去地胆草、茵陈，3 剂，煎服法同前。

【按语】

《温病条辨·湿》云："脾主湿土之质，为受湿之区，故中焦湿证最多。"脾为太阴湿土，喜温燥而恶寒湿，脾居于中焦，转运上下，为气机升降之枢纽。枢纽之运转，又赖阳气之温煦。本案患者脾虚运化失司，湿浊内生，阻碍中焦气机，故脘腹痞满；脾胃不和，升降失常，则呕恶便溏；舌淡、口淡、脉濡缓为脾虚有湿之证。"土爱暖而喜芳香"，非辛温香燥之品不能行气化湿。故予藿香正气散芳香理气，运脾化湿。察其舌苔黄白腻，伴口苦，知有化热之象，故加地胆草、茵陈清利湿热。诸药合用，使脾得健运，湿浊自化。

藿香正气散出自古代《太平惠民和剂局方》，主治外感风寒，内伤湿滞之证，重在化湿和中，解表解寒之力弱，但临床运用，不必拘泥有无表证，但见湿浊中阻、气机阻滞者，无论新感又或旧疾，皆可用之。

医案 19　参苓白术散治疗功能性腹泻案

【基本资料】

梁某，男，时年 26 岁，于 2013 年 10 月 24 日初诊。

【发病过程】

患者素喜凉饮冷，10 年前始出现反复解稀烂便，日数行，每进食生冷、寒凉食物易诱发，无夹黏液脓血便。曾至多间医院诊治，均考虑功能性腹泻。

【首诊证候】

面色不华，口淡，无腹痛腹泻，易疲倦，睡眠可，纳可，小便调，大便溏，日一行。舌淡边齿印，苔白，脉沉细。查体：腹平软，全腹无压痛及反跳痛，肠鸣存。胃镜检查：慢性非萎缩性胃炎，胃息炎（已摘除），幽门螺杆菌阴性。肠镜：未见异常。

【辨证论治】

中医诊断：泄泻。

辨证论治：证属脾阳不足，湿滞内生；治以温中运脾化湿，方用参苓白术散化裁。

处方：党参 20 克，白术 15 克，山药 30 克，莲子 30 克，茯苓 15 克，炒扁豆 30 克，薏仁 30 克，炙甘草 10 克，砂仁 10 克，黄芪 30 克，肉桂 5 克（焗服）。7 剂，水煎服，日 1 剂。

嘱忌寒凉、生冷食物。

【随诊过程】

二诊(10 月 31 日)：诉药后好转，守上方，加黑顺片 15 克（先煎），加强温阳之力。7 剂，煎服法同前。

1 年后见患者，诉二诊后自行按原方服药 3 月余，至今大便基本正常。

【按语】

本案患者喜凉饮冷，中阳受损，运化失权，不能运化水谷精微，反致湿浊内生。脾不升清，水谷糟粕混杂而下，故发泄泻。病程日久，脾不能化生气血，五脏六腑、四肢百骸、五官九窍失却荣养，故面色不华、疲倦乏力。叶天士云："太阴湿土得阳始运。"老教授以参苓白术散健脾渗湿，加肉桂温阳以助脾气健运，乃少火生气之意。正如扶阳派医家郑钦安认为："阳气若无土覆之，光焰易熄，虽生不永，健脾伏土，使真火伏藏，才能命根永固。"故药而有效。

医案 20 补中益气汤治疗便秘案

【基本资料】

徐某，女，时年 75 岁，于 2014 年 10 月 9 日初诊。

【发病过程】

患者半月前出现大便无力，数日一行，有便意，临厕努挣汗出，便后乏力，大便细、软，腹胀，气短乏力。

【首诊证候】

患者神疲倦乏力，面色不华，大便三日未行，便意隐隐，临厕努挣不出，腹胀不适，纳谷不馨，夜寐一般，舌质淡嫩，苔薄白，脉虚。

【辨证论治】

中医诊断：便秘。

辨证论治：证属气虚；治以补中益气，方用补中益气汤化裁。

处方：黄芪 30 克，升麻 5 克，白术 25 克，炙甘草 10 克，柴胡 10 克，陈皮 10 克，火麻仁 30，厚朴 15 克，党参 15 克，当归 10 克。7 剂，水煎服，日 1 剂。

后其家属诉服上药后大便好转。

【随诊过程】

二诊（10 月 16 日）：药后大便已行，二日一行，质细软，腹胀减，精神好转，守上方，7 剂，煎服法同前。

三诊（10 月 23 日）：精神好转，大便日一行，量少，无腹胀，纳增，仍守上方，7 剂。另予补中益气丸，服完汤剂后善后调理。

【按语】

"秘结证，凡属老人、虚人、阴脏人及产后、病后、多汗后，或小水过多，或亡血失血大吐大泻之后，多有病为燥结者，盖此非气血之亏，即津液之耗。"本案患者年逾古稀，正气已虚，气虚则肺脾功能受损，肺与大肠相表里，肺气虚则大肠传导无力，故便秘，大便细、软，努挣无力。脾肺气虚，肺卫不固，气不摄津，腠理疏松，故挣则汗出短气。脾为后天之本，气血生化之源，脾虚则健运无权，化源不足，故面色不华，神疲乏力。舌淡苔薄，脉虚，便后疲乏，均属气虚之象。老教授用补中益气汤加味以补中益气，升阳举陷，使用脾气得健，肺气得养，大肠传导复常，大便自通，实乃塞因塞用之意。其中黄芪为君，《本草纲目》中谓其"为补药之长，全身之气皆能补"，补气升提，清升则浊降，白术为"脾脏补气第一要药"，具有健脾益气、升清降浊之功效，虽苦温能燥，但质润多脂能滋津液，现代药理研究，认为其使肠腺分泌增多。二者均为治疗气虚便秘之主药。

医案 21　半夏泻心汤治疗郁证案

【基本资料】

陈某，女，时年 55 岁，于 2013 年 11 月 28 日初诊。

【发病过程】

患者 15 年前始反复出现胸痛，伴左侧背部疼痛，以烧灼样为主，伴心慌，曾多间医院治疗罔效。近 4 天上症再发，有濒死感，伴情绪低落。既往有糖尿病、高血压、支气管扩张、食管反流性胃炎、乳腺结节切除病史。2000 年行胆囊摘除术，2003 年发现皮肤癌。

【首诊证候】

形倦，胸痛欲死，胸脘痞满难以名状，忧烦，善太息，夜寐不宁，多梦，易醒，口干苦，口臭，头胀痛，咯痰白黏，纳可，二便调。舌淡暗尖红，苔黄腻，脉弦滑。

【辨证论治】

中医诊断：郁证。

辨证论治：证属肝郁脾虚，湿热中阻；治以疏肝解郁，温中泄热，方用半夏泻心汤化裁。

处方：黄连 5 克，干姜 10 克，黄芩 10 克，党参 15 克，法半夏 15 克，大枣 10 克，柴胡 15 克，白芍 15 克，枳壳 15 克，泽兰 15 克，吴茱萸 5 克(打)，瓜蒌皮 15 克，薤白 10 克，炙甘草 5 克。4 剂，日 1 剂，水煎服。

【随诊过程】

二诊(12 月 2 日)：诉服上药后诸症悉减，守上方，7 剂，煎服法同前。

三诊(12 月 9 日)：精神好转，濒死感消失，守上方，7 剂。

四诊(12 月 16 日)：仍口苦，反酸，睡眠好转，黄连加至 8 克，加海螵蛸 30 克，7 剂。

五诊(12 月 23 日)：无胸痛、头胀痛，舌淡暗尖红，苔白，脉略弦滑，重按无力，上方去黄芩、瓜蒌皮，加黄芪 30 克、竹茹 15 克，7 剂。

【按语】

本案患者病缠日久，正气大伤，脾胃已虚，加之忧思多虑，肝失疏泄，气机郁滞不通，升降失常，故胸痛、善太息，肝郁化火则头胀痛；木不疏土，脾运失司，聚湿生痰，郁而化热，痰热上扰心神则心烦不寐，困阻中焦则口干苦、胃脘不适。综观其证，实乃肝郁脾虚，湿热内阻，是寒热错杂，虚实互见之证。半夏泻心汤是《伤寒论》五泻心汤之一，本为少阳证误下成痞而设，是辛开苦降、寒温并用、攻补兼施、调和脾胃之代表方。老教授认为，脾胃居中，斡旋上下，若脾升胃降，枢机得利，则肝气得舒，郁结得解。故予半夏泻心汤，合左金丸疏肝气、泻肝火，柴胡、白芍疏肝、柔肝，瓜蒌薤白半夏汤宽胸理气，通阳散结，泽兰活血止痛，枳壳宽胸理气。诸药合用，虽无安神之药，但脾胃升降有序，则阴阳调和，肝气条达，心肾相交，睡眠自宁。

医案 22　归脾汤治疗焦虑症案

【基本资料】

周某，女，时年 54 岁，于 2013 年 7 月 11 日初诊。

【发病过程】

患者 1 年前始出现头晕，心悸，失眠，汗出，每精神紧张及心情不舒时发，伴多思善疑，曾在当地医院诊治（具体不详）未效，近 2 个月上症加重，体重下降 5 千克。

【首诊证候】

面色萎黄，头晕，心慌易惊，汗多，心烦失眠，多梦易醒，手心热，胸闷善太息，纳少，大便干结，无多饮多尿多食。高血压、右肺纤维增殖结核、左肺慢性纤维性空洞型结核、梅毒阳性病史。舌淡尖红，苔白腻，脉细弱。

【辨证论治】

中医诊断：郁证。

辨证论治：证属心脾两虚；治以益气补血，养心安神，理气解郁，方用归脾汤化裁。

处方：黄芪 30 克，广木香 10 克（后下），茯苓 15 克，龙眼肉 15 克，白术 15 克，酸枣仁 15 克，党参 25 克，当归 15 克，大枣 15 克，地骨皮 15 克，银柴胡 15 克，炙甘草 5 克，远志 5 克，郁金 15 克。4 剂，水煎服，日 1 剂。

配合氟哌噻吨美利曲辛片，每日 2 次，每次 1 粒，4 日。

乌灵胶囊　每日 3 次，每次 3 粒，4 日。

【随诊过程】

二诊（7 月 18 日）：服上诸症悉减，守上方，7 剂。西药守上方，7 日。

三诊（7 月 25 日）：药后头晕、心悸减少，睡眠好转，心情好转，手心热减轻，大便干结。舌淡尖红，苔白，脉细。上方去木香，加火麻仁 30 克润肠通便，7 剂。西药同前，7 日。

四诊（8 月 1 日）：手心热减轻，上方加肉桂 5 克焗服引火归元，7 剂。西药同前，7 日。

五诊（8 月 8 日）：面色好转，睡眠可，无胸闷善太息，纳增，体重增，无手心热，汗出减，矢气多，大便日二行，质或干或软。守上方，7 剂。

六诊（8 月 29 日）：无手心热，汗出减，矢气减，大便尚调。守上方，7 剂。

七诊（9 月 12 日）：面色略带红润，纳、眠皆可，无头晕气短，无叹息胸闷，上方去地骨皮、银柴胡，7 剂。

12 月 26 日因咽痛到诊，视其面色大有改观，心情愉悦。

【按语】

《类证治裁·郁证》说："七情内起之郁，始而伤气，继必及血，终乃成劳。"本案患者多思善疑，思则气结，气机郁结则胸闷善太息；过思则伤脾，脾虚则运化失司，气血生化之源，气血亏虚则不能荣养五官九窍、四肢百骸，故面色萎黄、头晕、心悸、失眠；血虚则肠道失润，故大便干结；阴血虚则虚火上炎，故手心发热；而舌淡，脉细弱乃气血亏虚之证。老教授予归脾汤益气补血，养心安神，加郁金理气解郁，地骨皮、银柴胡滋阴退虚热。并配合西药氟哌噻吨美利曲辛片抗焦虑，中成药乌灵胶囊安神助眠。中西双管齐下，使气血得复，心脾得养，郁结得开，诸症悉除。

郁证相当于西医的焦虑症、抑郁症等情绪相关疾病，是临床的多发病。病程较长的郁证，多伴有正虚的表现，此时的西药治疗，虽有效果，但并不理想，而且还有一定的不良反应。而且正气越虚，治疗效果越差。老教授强调中西结合，优势互补，通过中医辨证扶正，调整阴阳气血，既可提高临床疗效，还可减少西药的用量及不良反应。

医案 23　越鞠丸治疗气郁案

【基本资料】

尹某，女，时年 27 岁，于 2012 年 12 月 20 日初诊。

【发病过程】

患者 1 个月前因工作紧张致出现胸闷，善太息，脾气较暴躁，间有脘腹疼痛，无恶心呕吐，无心悸气促，睡眠可，曾在外院就诊（具体不详）未见好转。

【首诊证候】

胸闷，善太息，脾气暴躁，胸胁脘腹胀痛，嗳腐吞酸，恶心，夜寐尚可，月经量少，纳可，二便调。舌质淡红，苔白，脉弦细。

【辨证论治】

中医诊断：郁证。

辨证论治：证属气郁；治以疏肝理气解郁，方用越鞠丸合逍遥散化裁。

处方：苍术 10 克，栀子 10 克，香附 10 克，川芎 10 克，神曲 10 克，薄荷 5 克（后下），当归 10 克，白术 15 克，白芍 15 克，煨姜 10 克，甘草 5 克，茯神 15 克。7 剂，水煎服，日 1 剂。

【随诊过程】

2013 年 5 月再因上症来诊，诉服上药后症状若失。

【按语】

本案患者因工作紧张，情志不舒，肝失条达，气机郁结，故见胸闷、善太息；气郁则血行不畅而成血郁，胸胁胀痛；郁久化火则嗳腐吞酸；木郁克土，脾失健运，聚湿生痰，升降失司，食入不化则恶心。

气、血、火、痰、食、湿六郁俱矣，六鞠丸主之。肝郁脾虚，生化乏源，肝血不足，则行量少，故伍以疏肝解郁，健脾养血之逍遥散。六郁以气郁为先，肝气得舒，气机得行，诸郁自解，脾运得健，肝血自充。方证合拍，故效若桴鼓。

医案 24　温胆汤治疗不寐案

【基本资料】

李某，男，时年 49 岁，于 2012 年 12 月 13 日初诊。

【发病过程】

患者于 1 个月始出现失眠多梦，甚至彻夜不眠，急躁易怒，痰多，经多方中西医治疗未效。

【首诊证候】

每晚只能睡 1~2 小时，甚则彻夜不眠，夜梦纷纭，急躁易怒，痰多，乏力，口干口苦，纳可，二便调。舌尖边红，苔黄白腻，脉弦滑。

【辨证论治】

中医诊断：不寐。

辨证论治：证属痰热扰心；治以清热化痰，宁心安神，方用温胆汤合酸枣仁汤化裁。

处方：枳实 10 克，茯神 15 克，陈皮 10 克，竹茹 15 克，法半夏 15 克，甘草 10 克，大枣 15 克，龙胆草 10 克，天麻 15 克，酸枣仁 15 克，川芎 10 克，知母 10 克。7 剂，水煎服，日 1 剂。

【随诊过程】

二诊(12 月 20 日)：诉药后可以入寐 3 小时，诸症悉减，观其舌苔转薄。效不更方，守上方，7 剂，煎服法同前。

【按语】

《景岳全书·不寐》云："盖寐本乎阴，神其主也。神安则寐，神不安则不寐，其所以不安者，一由邪气之扰，一由营气不足耳。有邪者多实，无邪者皆虚。"本案患者脾气急躁，易伤肝气，肝失疏泄，气失调达，气郁化火炼津为痰，痰热上扰心神，实证也。"肝藏血，血舍魂"，肝失疏泄，肝不藏血，魂不得藏，则多梦。急躁、口苦、苔黄腻、脉弦滑，正是痰热夹肝火之证。投以温胆汤理气化痰，酸枣仁汤养血安神，清热除烦，加龙胆草清泄肝火，天麻平抑肝阳，诸药合用，切中病机，使肝气得舒，肝火得泄，痰热得清，心神得宁。

医案 25　逍遥散治疗不寐案

【基本资料】

徐某，女，时年 42 岁，于 2014 年 8 月 7 日初诊。

【发病过程】

患者 10 余年前始反复出现夜间入睡困难，易醒，醒后难再入睡，心烦多梦，每因情绪刺激而发，伴两胁不舒，急躁易怒，月经先后不定期。经多家医院治疗，服中西药（具体不详）效果欠佳。

【首诊证候】

夜间难以入睡，虽服镇静安眠药仍辗转一两个小时，心烦多梦，每晚可睡 3~4 小时，每因工作紧张、情志不舒而加重，伴胁肋不舒，急躁易怒，口淡，纳少，便溏，舌淡边齿印，苔白，脉弦细。

【辨证论治】

中医诊断：不寐。

辨证论治：证属肝郁脾虚；治以疏肝理脾，解郁安神，方用逍遥散化裁。

处方：甘草 5 克，茯苓 15 克，干姜 10 克，白芍 15 克，白术 15 克，柴胡 15 克，薄荷 10 克（后下），当归 15 克，党参 15 克，砂仁 10 克，合欢花 15 克。3 剂，日 1 剂，水煎服。

【随诊过程】

二诊（2014 年 8 月 14 日）：药后精神好转，睡眠好转，守上方，7 剂。煎服法同前。

三诊（2014 年 8 月 21 日）：诉入睡容易，两胁仍有不适，时有心烦，上方加郁金 15 克、月季花 15 克，加强疏肝解郁、理气调经之功。7 剂。

四诊（2014 年 9 月 4 日）：服上药后明显好转，继续守方治疗。7 剂。

【按语】

肝体阴而用阳，肝以血为体，以气为用，肝藏血，血舍魂，夜卧血归于肝，使魂有所藏，故能寐。肝主疏泄，喜条达，恶抑郁，若情志不舒，肝失条达，疏泄不及，肝气郁结，气机不畅，血不归肝，魂无所藏，故不得寐。久郁不解，失其柔顺舒畅之性，故急躁易怒。两胁乃肝之分野，肝气既郁，则两胁不舒。疏泄失司，气血失调，血海蓄溢无度，故月经先后不定期。肝木乘脾土，则口淡、纳少、便溏、舌淡边齿印。老教授选用既能疏肝理气，又能扶土抑木之逍遥散，先后加合欢花、郁金、月季花以疏肝解郁、理气调经。逍遥散虽非安神之剂，然切中病机，肝气得舒，脾气得健，血得归肝，魂有所藏，则得安寐。

医案 26　血府逐瘀汤治疗不寐案

【基本资料】

林某，女，时年 52 岁，于 2014 年 3 月 13 日初诊。

【发病过程】

患者 10 余年前始出现心烦难寐，多梦，急躁，口苦，先后在多家医院治疗未见显效。4 年前因甲状腺癌行手术治疗，术后睡眠更差，虽长期服镇静安眠药，每天亦只能睡 3~4 小时。

【首诊证候】

夜间难以入睡，服艾司唑仑后仍需 1~2 小时，易醒，噩梦缠绕，急躁急怒，口干口苦，纳可，二便尚调。其人精神疲惫，颜面色黯，舌淡暗边齿印，舌底络脉迂曲，苔白，脉弦细涩。

【辨证论治】

中医诊断：不寐。

辨证论治：证属气滞血瘀；治以活血化瘀，方用血府逐瘀汤化裁。

处方：甘草 5 克，红花 5 克，赤芍 10 克，生地黄 15 克，牛膝 15 克，川芎 10 克，柴胡 10 克，枳壳 15 克，当归 10 克，桔梗 10 克，桃仁

10克，黄连5克。7剂，水煎服，日1剂。

【随诊过程】

二诊（3月20日）：药后睡眠改善，自觉精神好转，左侧头痛。舌淡暗，尖红，边齿印，舌底络脉迂曲、苔白，脉弦细。上方去黄连，加羚羊骨30克（先煎）。7剂，煎服法同前。

三诊（3月27日）：服上药后精神好，无头痛，睡眠好，口苦减。守上方，7剂。

【按语】

"心藏脉，脉舍神，脉为血府"，"肝藏血，血舍魂"，"人卧则血归于肝"。肝与心火母子之脏，神与魂同属思维意识活动，若情志怫郁惹怒，则气血瘀阻，魂不得藏，发为不寐，病在心、肝。患者从事教学工作，且有恶性肿瘤病史，精神紧张，肝失疏泄，气机郁滞，气滞则血瘀，血瘀上扰心神，故烦躁不眠。且气滞血瘀，气血失和，久则阴阳失调，水火不济，心肾不交，致失眠迁延不愈，形成恶性循环。面色黯、舌淡暗、舌底络脉迂曲、脉弦涩，皆是血瘀之证。老教授选用王清任之血府逐瘀汤正是切中病机，首诊加黄连清心除烦；二诊因左颞侧头痛，加羚羊骨以清肝热、熄肝火，使肝气得舒，瘀血得化，气血调和，心肾交通，失眠自愈，故效若桴鼓，正如《医林改错》血府逐瘀汤条下所载："夜不能睡，用安神养血药治之不效者，此方若神。"

医案27　天王补心丹治疗心悸案

【基本资料】

朱某，女，时年67岁，于2012年10月18日初诊。

【发病过程】

患者1月余前始出现心慌，休息欠佳、精神紧张及心情不舒时发，入寐难，易醒，烦躁。甲状腺功能亢进症病史，曾于1996年接受同位素治疗。

【首诊证候】

心慌，精神紧张、心情不畅时尤甚，入寐难，易醒，无胸闷气促，无头晕气短，纳可，二便调。舌暗红，苔腻，脉弦细数重按无力。体格检查：心率 96 次/分，律整，未闻及杂音。甲功四项：正常。心电图：①窦性心律；②左室高电压；③注意左房负荷增大；④ST 段改变。

【辨证论治】

中医诊断：心悸。

辨证论治：证属心阴不足；治以滋阴养血，宁心安神，方用天王补心丹化裁。

处方：丹参 15 克，玄参 15 克，茯神 30 克，柏子仁 15 克，远志 5 克，五味子 10 克，炒枣仁 15 克，党参 15 克，当归 10 克，桔梗 10 克，麦冬 15 克，龙骨 30 克(先煎)，牡蛎 30 克(先煎)，白芍 15 克。3 剂，水煎服，日 1 剂。

【随诊过程】

二诊(4 月 22 日)：诉药后稍好转。守上方，7 剂。煎服法同前。

三诊(4 月 30 日)：药后心悸大减，睡眠明显好转，心情转好，时伴胁肋疼痛，唇干，舌暗红，苔薄白，脉弦细。心率 86 次/分，律整，未闻及杂音。上方加川楝子 10 克，3 剂。

四诊(5 月 2 日)：药后诸症大减，胁肋疼痛减。继续守上方，7 剂。

【按语】

心悸之发生，与素体虚弱或因劳倦、情志所伤、汗出受邪有关。心神受扰，心神不能自主是心悸的主要病因病机。

本案患者以心慌为主症，伴心烦不寐，脉弦细数，乃心阴不足，心神失养所致，故予天王补心丹滋阴养血，补心安神，加白芍养血柔肝，生龙牡重镇安神，使心阴得滋，心血得养，而心慌自止，不寐自愈。二诊伴胁肋疼痛，知是心病日久，情志不遂，肝气郁结。《明医杂著·医论》云："凡心脏得病，必先调其肝脏，肝气通则心气和，肝气滞则心气乏，此心病先求于肝，清其源也。"故加川楝子疏肝理气。

医案28 萸天麻汤方治疗眩晕案

【基本资料】

杨某，女，时年61岁，于2012年7月26日初诊。

【发病过程】

患者今早进食寒凉食物，1小时前始出现头晕，天旋地转感，头晕与头颈转动无关，伴恶心呕吐胃内容物3次，无夹咖啡样物，无耳鸣，无心悸、气促，无胸闷，无腹泻。

【首诊证候】

头晕，天旋地转感，恶心呕吐，无头痛，无胸闷胸痛，无心悸气促，无耳鸣，纳少，二便调。舌淡，苔白腻，脉弦滑。血压150/80毫米汞柱(20/10.7千帕)，神志清，无眼震，双瞳孔等大等圆，直径3.0毫米，对光反应灵敏，颈软，心率76次/分，各瓣膜听诊区未闻及病理性杂音。腹平软，无压痛，肝脾肋下未及。神经系统检查生理反射存在，病理反射未引出。

【辨证论治】

中医诊断：眩晕。

辨证论治：证属风痰上扰；治以温中散寒，化痰降逆，熄风止眩，方用老教授经验方吴萸天麻汤。

处方：吴茱萸10克(打)，天麻15克，茯神30克，代赭石30克(先煎)，党参30克，白术15克，川芎10克，白芷10克，当归15克，大枣15克，炙草10克，姜半夏15克。4剂，水煎服，日1剂。

【随诊过程】

二诊(7月30日)：药后头晕减，已无天旋地转、恶心呕吐，觉口淡，纳少。效不更方，守上方，3剂，煎服法同前。

三诊(8月2日)：患者头晕少许，纳增。守上方，4剂。

四诊(8月6日)：已无头晕，精神好转，继续守方治疗，7剂而愈。

【按语】

眩晕一证，不外风、火、痰、虚。岭南人素体多为脾虚湿盛或湿热蕴结，以痰浊上蒙者居多。本案患者平素脾胃亏虚，痰湿内盛，进食寒凉致胃中虚寒，引动肝风，风痰上扰，清阳不升，浊阴不降，痰浊蒙窍而作眩晕。

老教授立温中散寒，化痰降逆，熄风止眩之法，方用自拟之吴萸天麻汤。本方实乃吴茱萸汤与半夏白术天麻汤化裁，乃取半夏白术天麻汤之健脾燥湿，化痰熄风，吴茱萸汤温中补虚，降逆止呕，皆因此类患者大都平素脾胃虚寒，痰浊内蕴，每于六淫、七情诱发厥阴肝寒上冲，再于方中加代赭石平肝潜阳，重镇降逆，加川芎、当归以养肝血，党参以扶正，为标本兼治，故而获良效。

医案 29　滋阴补肾，熄风通窍治疗神经性耳鸣案

【基本资料】

梁某，女，时年 20 岁，于 2017 年 8 月 2 日初诊。

【发病过程】

患者 3 年前始出现双侧耳鸣，声低如蝉鸣，时轻时重，夜间甚，劳累后加重，伴听力逐渐下降，烦躁失眠，闷闷不乐，先后多间医院服药治疗（具体不详）罔效。最近症状加重，昨天至中山大学第二附属医院耳鼻喉科就诊，听力检查呈感音性耳聋。遂到诊求医。有过敏性鼻炎病史。

【首诊证候】

精神疲倦，面色无华，双侧耳鸣，声低如蝉鸣，入夜尤甚，听力下降，情绪低落，虚烦失眠，口干，月经量少，食欲不振，二便尚调。舌红，苔少，脉细数。

【辨证论治】

中医诊断：耳鸣。

辨证论治：证属肾阴亏虚，虚阳上扰；治以滋阴补肾，熄风通窍，方用杞菊地黄丸合二至丸化裁。

处方：熟地黄 15 克，枸杞子 15 克，茯苓 10 克，山茱萸 10 克，山药 15 克，牡丹皮 10 克，菊花 15 克，泽泻 15 克，石菖蒲 15 克，女贞子 15 克，墨旱莲 15 克，天麻 15 克。7 剂，水煎服，日 1 剂。

盐酸舍曲林片：前 3 天每天口服 25 毫克，如无不适，改为每天 50 毫克，共 7 日。

谷维素片：20 毫克，口服，每天 3 次，共 7 日。

【随诊过程】

二诊（8 月 10 日）：服上药后胃脘饱胀不欲食，加砂仁 10 克（后下）、山楂 20 克。7 剂，煎服法同前。西药同前。

三诊（8 月 17 日）：已无胃脘部饱胀，精神好转，睡眠好转，间有耳鸣，数次减少，情绪稍有波动。守初诊方，7 剂。西药同前。

四诊（8 月 28 日）：药后症状改善，继续守上法，7 剂，隔天服。西药同前，14 日。

五诊（10 月 10 日）：药上药后觉诸症悉减，遂自行停药，近 1 周上症加重，烦躁，夜寐不宁，咽干异物感，舌红，苔少，脉弦细略数。先予慢咽方化裁：黄芪 30 克，玉竹 30 克，生地黄 30 克，玄参 15 克，麦冬 15 克，桔梗 15 克，甘草 5 克，浙贝 15 克，乌梅 10 克，千层纸 10 克，诃子 15 克，薄荷 10 克（后下）。5 剂，日 1 剂，水煎服。续服四诊方加栀子 5 克，加强清心除烦之力，7 剂。加大舍曲林用量至 75 毫克，每日 1 次，口服，共 7 日。

六诊（11 月 23 日）：服上药后情绪好转，咽干异物感消失，耳鸣减少，仍睡眠易醒，加珍珠母 30 克（先煎）平肝潜阳，重镇安神，3 剂。西药同前，14 日。

七诊（12 月 6 日）：睡眠好转，情绪稳定，舌红，苔少，脉弦细，守方 7 剂，隔日服。西药去谷维素，舍曲林改为 50 毫克，每日 1 次，14 日。

八诊（12 月 21 日）：精神、面色好转，耳鸣减轻，中药守方，7 剂，煎服法同前。西药同前，14 日。

九诊（2018 年 1 月 3 日）：时觉耳鸣，继续上中药 7 剂，服法同前。西药同前，14 日。

十诊（1 月 18 日）：继续取药，巩固疗效。去栀子，7 剂。并予膏方以图缓治。处方：熟地黄 225 克，枸杞子 225 克，茯苓 225 克，山茱萸

300 克，山药 225 克，牡丹皮 150 克，菊花 150 克，泽泻 225 克，石菖蒲 225 克，女贞子 225 克，墨旱莲 225 克，天麻 225 克，沙苑子 150 克，灵芝 150 克，白芍 225 克，金樱子 225 克，酒黄精 150 克，阿胶 125 克，冰糖 250 克。煎膏调配。西药同前，14 日。

十一诊（4 月 2 日）：诉服膏方后改善，间中耳鸣，听力较前好转，时有烦躁，上方加栀子 5 克，7 剂。西药同前，14 日。

十二诊（4 月 23 日）：烦躁减，耳鸣同前，近 2 天咽干异物感，舌红，苔少，脉弦细，中药守方 7 剂。另予慢咽方 4 瓶，含服，西药同前，14 日。

十三诊（5 月 16 日）：时有耳鸣，已无咽喉不适。继续守上方，7 剂。西药同前，14 日。

十四诊（5 月 31 日）：烦躁易怒，情绪焦虑，上方加淡豆豉 10 克，取栀子豉汤之意，以加强清心除烦解郁热之力，7 剂。西药同前，14 日。

十五诊（6 月 19 日）：药后情绪好转，耳鸣时有反复，胃纳可，时有口淡，睡眠尚可，舌淡尖红，苔薄白，脉细。考虑久服滋阴之剂，脾虚之象渐现，上方加白术 10 克以健脾益气，7 剂。西药同前，14 日。

十六诊（7 月 1 日）：耳鸣减少，间中烦躁，继续守上方，7 剂。西药同前，14 日。

十七诊（7 月 30 日）：偶有耳鸣，自觉听力正常，无烦躁及情绪低落，偶有口干，纳、眠可，二便调。舌淡红，苔薄白，脉细。上方去淡豆豉，7 剂。西药同前，14 日。

十八诊（8 月 27 日）：偶有耳鸣，上方加牛膝 10 克、菟丝子 10 克增强补肾填精之力，14 剂。西药同前，14 日。

十九诊（9 月 26 日）：已无耳鸣发作，听力如常，情绪稳定，纳、眠俱佳，病情稳定，中药守方，14 剂。舍曲林减量至 25 毫克，每日 1 次，共 14 日。

后守法治疗至 2019 年 2 月，随诊至今，耳鸣未再发作。

【按语】

耳鸣之发病，不外虚、实两端，实则外感风邪、肝火上扰、气滞血瘀、痰浊上壅，虚则脾气不足、肝血亏虚，肾阴不足、肾阳亏虚。老教授宗《诸病源候论》"劳动经血，而血气不足，宗脉则虚，风邪乘虚，随脉入耳，与气相击，故为耳鸣"之论，认为耳为清窍，鸣乃风之象，在辨证治疗的基础上，常佐以祛风之品，或外散风邪，或熄风，或搜风。

《灵枢·海论》："髓海不足，则脑转耳鸣。"本案肾阴亏虚，虚阳上扰而生风，故耳鸣如蝉，入夜尤甚，久则听力下降。耳鸣日久，最扰心神，故虚烦失眠、闷闷不乐。口干、舌红、苔少、脉细数乃阴虚有火之象。老教授立滋阴补肾，平肝熄风通窍之法，以杞菊地黄丸合二至丸滋阴补肾，佐以石菖蒲开窍，天麻平肝熄风。治疗过程中，或加栀子或栀子豉汤清心除烦，或加珍珠母平肝潜阳，重镇安神，或加白术健脾益气。本案患者因耳鸣日久而出现抑郁焦虑的情绪，老教授在中药治疗的基础上，加舍曲林抗抑郁焦虑，改善患者的不良情绪，对其恢复起到重要的作用。经1年多的治疗，3年顽疾，竟得全功，除辨治得宜外，患者的坚持亦功不可没。

医案 30　益气化痰，祛风通络治疗面神经炎案

【基本资料】

林某，男，时年 45 岁，于 2017 年 8 月 21 日初诊。

【发病过程】

患者于前天下午发现右眼闭合不全，口角左歪，流涎，右颊部藏食，无发热，无耳后根疼痛。

【首诊证候】

右眼闭合不全，口角左歪斜，流涎，右颊部藏食，乏力，气短，夜眠可，纳可，小便调，大便溏。舌淡胖边齿印，苔白，脉细缓。体格检查：神志清楚，右侧额纹消失，右眼闭合不全，眼裂约 3 毫米，右侧鼻唇沟变浅，右侧不能完成蹙眉、鼓气、吹口哨、露齿等动作，伸舌居左，其余颅神经未查及异常。

【辨证论治】

中医诊断：面瘫。

辨证论治：证属气虚风痰阻络；治以益气化痰，祛风通络，牵正散合补中益气汤化裁。

处方：全蝎 10 克，僵蚕 10 克，制禹白附 15 克，黄芪 50 克，白术 15 克，党参 15 克，当归 10 克，炙甘草 10 克，柴胡 10 克，升麻 5 克，陈皮 5 克，桂枝 10 克。7 剂，水煎服，日 1 剂。

醋酸泼尼龙片：30 毫克，口服，每天 1 次，7 日。

维乐生片：2 片，口服，每天 3 次，7 日。

维生素 B_{12} 注射液：1 毫克，肌注，每天 1 次，7 日。

配合针灸治疗。

【随诊过程】

二诊(12 月 20 日)：诸症悉减，守上方，4 剂。

醋酸泼尼龙片：15 毫克，口服，每天 1 次，7 日。

维乐生片：2 片，口服，每天 3 次，7 日。

前后继续服中药治疗 3 周。针灸治疗坚持 1 个月而愈。

【按语】

《诸病源候论》云："风邪入于足阳明，手太阳之经，遇寒则筋急引颊，故口㖞噼，言语不正，而且不能平视。"老教授认为，面瘫发病四季皆有，内因与疲劳、正气不足有关，所谓"正气存内，邪不可干"，正气不足以气虚为主，外因与感受风邪有关。本例面瘫患者素体脾气亏虚，生化乏源，土不生金，肺气虚弱，卫外不固，络脉空虚，稍有不慎，风邪乘虚而入，夹痰滞于经络，气血痹阻，经脉失养，发为本病。治疗当以扶正祛邪为法，以补中益气汤补中益气升阳，使用大剂量黄芪，使脾气得健，肺气得固，扶助正气。配伍牵正散祛风化痰，通络止痉，使正气得复，风邪得散，痰浊得化，经络通畅，歪斜之口眼得以复正。

面瘫一证，若治疗及时得当，1 个月内愈。若 1 个月后未愈，当有长期治疗之心理准备，甚至留下后遗症。

医案 31　扶正解毒法治疗甲状腺癌术后案

【基本资料】

杨某，男，时年 54 岁，于 2014 年 9 月 29 日初诊。

【发病过程】

患者 1 个月前因甲状腺癌在外院行甲状腺全切除术，术后口服甲状腺素治疗，复查甲状腺功能正常。术后觉气短乏力，无自汗，无心慌胸闷，无恶心呕吐，纳少，小便调，大便溏。去年曾行胸腺瘤手术。

【首诊证候】

面色不华，气短乏力，劳累则加重，少气懒言，无头晕心慌，纳少，大便溏，无腹痛，无恶心呕吐。舌质淡，苔薄白，脉细无力。

【辨证论治】

中医诊断：虚劳。

辨证论治：证属气虚；治以补中益气，方用补中益气汤化裁。

处方：黄芪 50 克，升麻 5 克，白术 15 克，炙甘草 10 克，柴胡 10 克，陈皮 10 克，黑顺片 15 克（先煎），砂仁 5 克，猪苓 15 克，猫爪草 15 克，党参 15 克，当归 10 克，山茱萸 10 克。7 剂，水煎服，日 1 剂。

二诊（2014 年 10 月 8 日）：诉服上药好转，纳增，守方 14 剂，煎服法同前。

三诊（2014 年 10 月 27 日）：精神好转，已无气短，纳食正常，舌淡红，苔薄白，脉细，较前明显有力。考虑患者正气渐复，去猫爪草，加白花蛇舌草、半枝莲各 30 克，加强解毒抗癌之功，10 剂。

四诊（2014 年 11 月 6 日）：无明显不适，继续守方治疗，10 剂。

五诊（2014 年 12 月 20 日）：继续守方，10 剂。

【按语】

本案患者经历先后 2 次手术，正气已伤，脾虚运化失司，气血化生乏源，脏腑功能减退。脾虚则纳少不馨，且无以滋养子脏，肺气亦虚，故气短乏力。治病求本，老教授以补中益气汤补益后天，加砂仁理气和胃，黑顺片补火生土，当归、山茱萸养血、补肝肾。本例乃恶性肿瘤，现代病理研究表明，猪苓、猫爪草、白花蛇舌草、半枝莲均有抗肿瘤的作用，且猪苓、白花蛇舌草尚有免疫调节作用，故初诊正气较弱时，只酌加猪苓、猫爪草以抗癌、调节免疫功能。三诊时正气渐复，遂去猫爪草，加白花蛇舌草、半枝莲，加强抗肿瘤之力。经 3 个月治疗，患者恢复正常。

《内经》云："正气存内，邪不可干。"本例罹患癌症，是以正气已虚，手术后正气更伤，早期已行手术切除病灶，故治以扶正为主。脾为后天之本，老教授扶正从培补脾胃之气入手，脾得健运，气血生化有源，正气复原，自能祛病延年。

医案32 甲状腺癌术后调理案

【基本资料】

陈某，女，时年43岁，于2014年10月23日初诊。

【发病过程】

患者2年余前因工作紧张始出现失眠，烦躁，上月体检时发现甲状腺结节，10月11日佛山市一医院行甲状腺全切除术，术中未见转移灶。病理确诊为：甲状腺癌。

【首诊证候】

伤口仍有少许疼痛，难入睡，睡眠较浅，多梦易醒，心烦，胸部满闷，口淡，纳可，二便调。舌红，苔黄腻，脉弦滑。

【辨证论治】

诊断：癌症。

辨证论治：证属脾虚肝郁，湿热内阻；治以疏肝理气，益气养血，苦寒泄热，方用半夏泻心汤合酸枣仁汤。

处方：黄连10克，干姜10克，甘草5克，黄芩10克，党参15克，法半夏15克，大枣10克，炒枣仁15克，川芎10克，茯神15克，知母15克。7剂，日1剂，水煎服。

乌灵胶囊：每天3次，每次3粒。

【随诊过程】

二诊（10月30日）：服上药后睡眠稍好转，惟服姜后觉伤口疼痛，故去之，7剂。煎服法同前。

三诊（11月6日）：睡眠好转，每晚醒一两次，心烦、胸闷减，末次月经11月4日，经色鲜红，夹血块，既往月经期周身骨痛，血行不畅。守方，7剂。

四诊（11月19日）：近1周睡眠好转，容易入睡，醒1次，心烦、胸闷轻，心情好转，晨起精神好转。仍时有心烦、胸闷，手足麻木。舌苔转白腻。加赤芍 15 克、鸡血藤 30 克、郁金 15 克。7 剂。

五诊（11 月 27 日）：现为经前期，近 2 天觉乳房胀痛，周身骨痛，睡眠稍差，予血府逐瘀汤化裁以疏肝理气，活血化瘀。处方：柴胡 10 克，枳壳 15 克，甘草 5 克，赤芍 10 克，川芎 10 克，当归 10 克，生地 15 克，红花 10 克，桃仁 15 克，桔梗 10 克，牛膝 15 克，黄柏 10 克，黄连 5 克，益母草 20 克。7 剂。

六诊（12 月 4 日）：今晨月经至，现小腹隐痛，经色稍暗红，睡眠尚可。守 11 月 19 日方，7 剂。

七诊（12 月 10 日）：月经未净，量少，色褐。舌淡红，苔白腻，脉弦细。治以养血止血调经，血净饮合四物汤化裁：白芍 15 克，生地 15 克，熟地 15 克，当归炭 15 克，栀子炭 15 克，血余炭 10 克，田七 10 克，麦冬 20 克，甘草 10 克，血竭 5 克，黄柏 10 克，阿胶 15 克（烊化）。6 剂。

八诊（12 月 18 日）：月经已净，现脐周不适，睡眠尚可。继续清热化痰，宁心安神，加木香理气止痛。守 10 月 23 日方加木香 10 克、白芍 15 克，7 剂。

九诊（12 月 24 日）：睡眠好，现经前期，无明显乳房胀痛，继续以疏肝理气，活血通经为法，守 11 月 27 日方，7 剂。

十诊（2015 年 1 月 7 日）：末次月经 2015 年 1 月 2 日，经色暗，血块少，无腹痛，经未净。舌淡红，苔白，脉弦细。考虑湿热已去，改益气养阴，交通心肾为法。酸枣仁汤加味：党参 15 克，酸枣仁 15 克，川芎 10 克，茯神 15 克，知母 15 克，甘草 5 克，大枣 10 克，赤芍 15 克，郁金 15 克，女贞子 15 克，墨旱莲 15 克，黄柏 10 克。7 剂。

十一诊（2015 年 1 月 15 日）：1 月 9 日月经净。睡眠可，舌淡红，苔白厚，脉弦细。改用初诊方，加地胆草 30 克，仍以疏肝理气，清热化痰，宁心安神为法。

后仍以经前疏肝理气，活血调经为法，其余时候仍以疏肝解郁、健脾理气，苦寒泄热，养血安神为法，分别以血府逐瘀汤及半夏泻心汤合酸枣仁汤进退治疗。现患者睡眠可，随访 5 年均未见甲状腺癌复发。

【按语】

恶性肿瘤之发病，与情志关系密切，尤其是甲状腺、乳腺及肺部的肿瘤。本案患者为地产公司会计，平素工作紧张，肝气郁结，肝气郁结则木不疏土，脾失健运，不能化生气血，反聚湿生痰，致痰浊内阻，日久化热，痰热上扰心神则心烦不寐。气机郁滞，津凝成痰，痰气交阻，日久则血行不畅，血脉瘀滞，而成癌，此乃因郁成病。术后因病致郁，肝失疏泄，气机郁滞不通，故胸闷不适。烦躁、不寐、头痛、胸闷、舌红、苔黄腻、脉弦滑，此肝气郁结，湿热内阻之证。老教授虑其术后元气已伤，予调和脾胃之半夏泻心汤合养血安神、清热除烦之酸枣仁汤。半夏泻心汤辛开苦降，斡旋上下，使脾升胃降，枢机得利，肝气得舒，郁结得解，湿热乃除。酸枣仁汤中川芎入厥阴肝经，行气开郁，酸枣仁养肝血，安心神，乃养肝体，调肝用之意。本例月经色暗夹血块，乃血瘀之象，于经前1周以血府逐瘀汤疏肝理气，活血化瘀，使邪有出路。十诊时见患者舌苔薄白，遂改滋阴养血安神为法，惟服药舌苔转白厚，湿热之象重现，后仍以前法治疗取效。

本案患者术后虽虚，却是一派气机郁滞，湿热内蕴之表现，予攻补兼施，以泻为主而取效，辨邪实正虚偏胜而施治，足见中医辨证论治之重要性，所谓"谨察阴阳所在而调之，以平为期"。本案虽非传统意义上的补虚，然通过疏肝、活血化瘀、清热利湿等方法使机体恢复阴阳平衡，亦是寓补于泻之意，是扶正内涵的延伸。在治疗过程中，涵盖了不寐、郁证、月经前后诸证等病证，而选择了顺应月经周期血海满溢、胞宫藏泻而分期用药，分别以养或疏进行调整，使其月事如期，诸证自除，此因势利导也。

医案33　加味六味地黄汤治疗类风湿性关节炎案

【基本资料】

何某，女，时年28岁，于2012年10月22日初诊。

【发病过程】

患者诉于近5年前开始出现四肢关节肿痛，累及食、中、无名指的近端指间关节，以及右膝关节及踝关节，伴晨僵，曾于外院诊治，确诊：类风湿性关节炎。经益赛普类克等治疗效果理想，但停药后反弹明显，无发热皮疹及咳嗽，无腰骶痛。近4个月出现消瘦，约10千克，纳差，睡眠可，低热，夜尿多。近 3 周停服芬乐，现泼尼松每天 1.5 片。

【首诊证候】

神疲，关节肿痛，晨僵，低热，口干，纳少，夜尿频多，大便调。舌质淡尖红，苔白稍腻，脉沉细。查体：T37.4℃，双手食、中、无名指的近端指间关节，以及右膝关节及踝关节不同程度肿胀、压痛。

【辨证论治】

中医诊断：尪痹。

辨证论治：证属肝肾亏虚，湿热内扰；治以滋养肝肾，清热化湿，散寒通络止痛，方用六味地黄汤化裁。

处方：生地 10 克，山药 10 克，山茱萸 10 克，泽泻 10 克，茯苓 20 克，牡丹皮 10 克，怀牛膝 20 克，车前子 20 克（包煎），制川乌 10 克（先煎），蜂房 20 克，淡竹叶 10 克。7 剂，水煎服，日 1 剂。

【随诊过程】

二诊（11 月 1 日）：诉服上药后纳增，精神好转，睡眠改善，声嘶，上方加黄柏 10 克泻相火，加至 30 克，7 剂。

三诊（11 月 8 日）：仍关节疼痛，制川乌加至 15 克，加乌梢蛇 10 克，加强祛风通络止痛之力，7 剂。

四诊（11 月 15 日）：药后晨僵稍减，仍低热，视其舌苔由腻转薄白，知湿邪渐化，去黄柏、淡竹叶、车前子、牛膝、羚羊骨，加地骨皮 15 克、银柴胡 10 克以退虚热，7 剂。

五诊（12 月 16 日）：关节疼痛稍减，守上方治疗，7 剂。

六诊（12 月 20 日）：服上药后关节疼痛减轻，腰酸减，低热时有时无，口干减，泼尼松减至每天 1 片，银柴胡加至 15 克，7 剂。

后继续随症加减治疗。

【按语】

《素问·痹论》曰："所谓痹者，各以其时，重感于风寒湿之气也。"本例发病于冬季，肾旺于冬，寒为冬季主气，冬季寒盛，感受三邪，肾先应之，寒气可伤肾入骨，致骨重不举，酸削疼痛，患者久居岭南卑之地，湿热较盛，从阳而化，湿热蕴蒸，耗伤阴精，肝肾受损，筋骨失养，渐成尪痹。低热乃阴虚湿热内蕴之象。为虚实夹杂之证，虚为肝肾阴虚，实为风寒湿邪内蕴，郁成化热，故治以滋养肝肾，清热化湿，散寒通络止痛。以六味地黄汤滋养肝肾，制川乌行气止痛，祛风散寒，怀牛膝补肝肾，生苡仁渗湿除痹，与清热利尿之车前子、淡竹叶合而使湿邪从膀胱而走。蜂房祛风止痛，羚羊骨清肝热、平肝熄风而止痛，《本草纲目》认为"历节掣痛，而羚羊角能舒之"，羚羊骨效相似而次之于羚羊角。诸药配合虽切中病机，唯此乃顽疾，须持之以恒方有大效。

医案34　复发性口腔溃疡案

【基本资料】

谭某，女，时年39岁，于2015年1月19日初诊。

【发病过程】

患者半年前开始反复出现口腔溃疡，伴口干口苦，此起彼伏，疼痛难忍，影响进食，曾先后在我院及外院治疗，症状反复。

【首诊证候】

口腔有3处溃疡，疼痛，影响进食，口干，口苦，急躁易怒，夜寐素来易醒，多梦，二便正常。舌红，苔黄微腻，脉弦稍数。体格检查见口腔黏膜3处溃疡，分别分布在舌边及颊黏膜处，周围黏膜充血。

【辨证论治】

中医诊断：口疮。

辨证论治：证属肝经湿热；治以清泻肝经湿热，方用龙胆泻肝汤化裁。

处方：龙胆草15克，黄芩15克，栀子10克，生地黄15克，柴胡15克，当归15克，车前子10克，泽泻15克，通草10克，法半夏15克，酸枣仁20克。3剂，水煎服，日1剂。

【随诊过程】

二诊(1月22日)：药后溃疡已愈合，无口苦，现咽干异物感，仍口干，舌红，苔薄白，脉弦细。考虑湿热已清，现阴虚火旺为主要矛盾，治以滋阴降火，引火归元为法。玉女煎加味：熟地黄30克，石膏30克(先煎)，牛膝15克，知母15克，麦冬15克，肉桂5克(焗服)，当归15克，黄柏10克，女贞子15克，墨旱莲15克。7剂，煎服法同前。

三诊（1月29日）：未见新溃疡，现咽干异物感，体位改变易头晕眼花。守上方，7剂。

四诊（2月5日）：末次月经1月10日，量少，色暗，夹血块。现为经前期，予疏肝理气，活血化瘀通经为法，血府逐瘀汤化裁：柴胡10克，枳壳15克，甘草5克，赤芍10克，川芎10克，当归10克，生地15克，红花10克，桃仁15克，桔梗10克，牛膝15克，益母草20克。7剂。

五诊（3月4日）：末次月经2月7日。守上方，7剂。予上方经前服。经净后以滋养肝肾为法，杞菊地黄汤化裁：熟地黄30克，枸杞子15克，茯苓10克，山茱萸10克，山药30克，牡丹皮10克，菊花10克，泽泻10克，肉桂5克（焗服），知母10克，女贞子15克，酸枣仁20克。7剂。

六诊（3月19日）：初诊至今未见口腔溃疡，末次月经3月7日，量较前增多，色暗，夹血块，6天净，现头晕耳鸣。继续滋养肝肾治疗，加天麻15克祛风平肝，7剂。

【按语】

《素问·至真要大论》："诸痛痒疮，皆属于火。"本例口疮反复半年，口苦、急躁、舌红、苔黄腻，脉弦略数，乃一派肝经湿热之象，首诊予龙胆泻肝汤而效。《景岳全书》曰："口疮，连年不愈者，此虚火也。"二诊见湿热已清，阴虚之象已现，改用玉女煎加味以滋肾阴，泻胃火，引火归元。四诊乃经前期，患者经量少，色暗夹血块，脉弦细，乃气滞血瘀之证，予血府逐瘀汤。经后改用杞菊地黄汤化裁滋养肝肾而愈。

本案以反复口疮为主诉，老教授抽丝剥茧，治法随病情之变而变。首诊以龙胆泻肝汤清泻肝经湿热，湿热既去，现肝肾阴虚之象，故后续治疗总不离滋养肝肾，滋阴降火。四诊以血府逐瘀汤疏肝理气，活血化瘀通经，似与口疮无关。然人体乃一整体，牵一发而动全身，气滞血瘀亦是一致病因素，老教授及早消除之，使气血调畅，免生他变。

口疮以女性居多，以"火"为患，辨清虚、实是治疗之关键，实热者宜清热泻火，慢性复发性者多属虚者，宜滋水以制阳光。并常与气郁、血滞并见，故包括疏肝、活血化瘀调经等诸法先后使用，再结合合理的生活作息，均能彻底收效。

医案 35　内外合治放疗后口疮案

【基本资料】

梁某，男，时年 68 岁，于 2019 年 5 月 16 日初诊。

【发病过程】

患者因腮腺癌在外院行放射治疗，10 天前始出现口腔黏膜溃疡，疼痛难忍，只能进食流质。

【首诊证候】

口腔黏膜疼痛，烧灼感，咽痛夜甚，进食流质则疼痛难忍，心烦不寐，情绪低落，几欲放弃继续治疗，纳少，二便尚调。舌淡红，苔黄干，脉细数。体格检查见口腔黏膜多处溃疡，周围黏膜充血。

【辨证论治】

中医诊断：口疮。

辨证论治：证属肾阴亏虚，胃火上炎，热毒上攻；治以滋阴清胃，益气养血，清热解毒，引火归元，方用玉女煎化裁，外用中药煎剂雾化吸入以清热利咽止痛。

处方：熟地黄 30 克，地黄 20 克，石膏 30 克（先煎），牛膝 15 克，知母 15 克，麦冬 20 克，地丁 10 克，蒲公英 15 克，当归 10 克，黄芪 30 克，蜂房 15 克，入地金牛 15 克，肉桂 3 克（焗服）。4 剂，日 1 剂，水煎服。

本院制剂三根液（老教授经验方，组成：山豆根，岗根梅，金牛根，甘草，冰片）雾化吸入，每日 1 次，共 3 天。

【随诊过程】

二诊（5 月 20 日）：药后疼痛减轻，睡眠好转，内服守方，7 剂。三根液雾化吸入，每天 1 次。

三诊（5 月 27 日）：药后好转明显，口腔溃疡逐渐愈合，咽痛轻，继续内服及喷喉，7 天。

四诊（6 月 5 日）：无新口腔溃疡，仍有咽干痛，夜间明显，口苦，大便黏腻爽，苔白腻，考虑滋腻太过，脾湿不运，去滋腻之熟地、麦冬，加槐花 30 克、地胆草 15 克、绵茵陈 20 克以清热祛湿。7 剂。雾化吸入每天 1 次。

五诊（6 月 13 日）：咽喉疼痛好转，左侧口腔新发溃疡。守方 7 剂。雾化吸入每天 1 次。

六诊（6 月 17 日）：2 天前放疗后口腔溃疡再发，口腔灼热感，咽干痛加重，大便调，舌淡红，苔少，脉细略数。上方去绵茵陈、地胆草、槐花，加熟地 30 克、麦冬 20 克以滋阴，加柴胡 10 克疏肝以助清泄肝胃郁热。3 剂。蒲黄 30 克外搽溃疡处。

七诊（6 月 27 日）：药后好转，已完成放疗。中药守方，7 剂。三根液雾化吸入，隔天 1 次。

八诊（7 月 18 日）：药后好转，守方 7 剂，喷喉 4 次。

九诊（8 月 1 日）：口腔溃疡及咽痛已愈。

【按语】

本案患者罹患腮腺癌，火毒内伏，放射线乃火热之邪，照射头面部，火热毒邪伤及面部经络，灼伤阴津，损及脏腑气血，熏蒸口舌而发病。阴伤热盛则咽痛夜甚、苔黄干、脉细数，为少阴亏虚，阳明有余，火毒上攻之证。老教授以玉女煎滋肾阴，清泻胃火；地丁、蒲公英清热解毒；入地金牛、露蜂房攻毒消肿，行气活血止痛；黄芪、当归益气养血以扶正气；妙在少佐肉桂引浮越之虚火归宅。老教授主张内外治合用，药物直接作用于病变部位，起效更捷，故六诊加蒲黄外搽以去腐生肌，促进溃疡愈合，而三根液雾化吸入贯穿整个治疗过程。三根液乃老教授之经验方，能清热利咽止痛，在我院临床应用甚广，急、慢性咽炎、扁桃体炎均可用之，临床试验和药理试验均证实有效。老教授还擅用露蜂房、细辛、入地金牛煎水含漱治疗口疮，亦可用于牙龈炎等口腔疾病。

放疗是头颈部恶性肿瘤的主要治疗手段，口腔溃疡是其最常见并发症之一，患者疼痛，进食、张口和说话困难，痛苦不堪。本案患者就曾因此欲放弃继续治疗，后经老教授精心治疗，用中药改善放疗引起的诸多症状，减轻痛苦，顺利完成 25 次放疗。老教授认为，对于恶性肿瘤的早期治疗，西医的手术、放化疗更直接、彻底，而中医的优势在于纠正患者脏腑阴阳气血的盛衰，改善手术、放化疗带来的创伤和副反应，提高患者体质，改善生存质量，预防复发和转移。中医和西医是一种协同和优势互补的关系。

医案 36　分期论治女性粉刺案

【基本资料】

卢某，女，时年 38 岁，于 2013 年 9 月 5 日初诊。

【发病过程】

近 2 个月面部出现皮疹伴疼痛，以双面颊及口周为主，经前尤甚，平素月经 28～30 天一行，末次月经 8 月 9 日，色暗红，夹血块，小腹胀，乳房胀痛。

【首诊证候】

颜面部皮疹，疼痛，以双面颊及口周为主，纳可，心烦不寐，二便调。舌尖红，苔白厚，脉弦细。体格检查：面部散在毛囊性小丘疹，米粒至黄豆大小，色淡红，部分丘疹顶部有白头。

【辨证论治】

中医诊断：粉刺。

辨证论治：证属气滞血瘀，热毒内蕴；治以清热解毒，活血化瘀，方用血府逐瘀汤化裁。

处方：红花 5 克，桃仁 10 克，赤芍 15 克，生地 15 克，川芎 10 克，柴胡 10 克，枳壳 15 克，当归 10 克，桔梗 10 克，牛膝 15 克，甘草 5 克，夏枯草 15 克，紫花地丁 15 克，月季花 10 克。4 剂，日 1 剂，水煎服。

【随诊过程】

二诊(9 月 12 日)：诉末次月经 9 月 8 日来潮，小腹胀及乳房胀减，红色稍鲜红，量增，血块多，今天月经已净，现颜面部皮疹稍减。改用桃红四物汤合五味消毒饮化裁。处方：红花 5 克，生地黄 15 克，白芍 15 克，川芎 10 克，当归 10 克，桃仁 10 克，金银花 15 克，蒲公英 15 克，野菊花 15 克，紫花地丁 15 克，甘草 10 克，夏枯草 15 克，地胆草 20 克。7 剂，日 1 剂，煎服法同前。

三诊(9 月 23 日)：皮疹明显减少，予血府逐瘀汤原方及 9 月 12 日处方各 7 剂，嘱患者经前 1 周始服血府逐瘀汤 7 剂，经后服余下 7 剂。

四诊(10 月 21 日)：10 月 8 日月经至，经色鲜红，血块减少，乳房、小腹无胀感，察其粉刺零星，继续守 9 月 23 日处方，嘱其分月经前后服用。

2014 年 5 月 12 日因他病来诊，诉自去年服药后粉刺未再复发。

【按语】

本案患者月经前面颊部及口周粉刺增多，乃因经前阴血下聚于胞宫，虚火易浮越于上。肝失疏泄，肝气郁结，气行不畅，气滞则血瘀，故经血不利，伴见经行小腹疼痛，乳房胀痛等。

《妇人大全良方》："因经不调而生他病，当先调经，经调则他病自愈。"本例患者已非青春期，每于月经前多发，且发生于与子宫相关部位，故为冲任失调。治以疏肝理气，活血化瘀而清热，冲任调和，才是治病求本之关键。老教授遵循月经周期分期而治。顺应血海的盈亏、胞宫的藏泻，在经前期、行经期，以疏导为法，治以疏肝理气，活血通经，少佐清热解毒，使肝郁得舒，气得行，血得畅，瘀得解，火亦自除。选用血府逐瘀汤，加月季花、夏枯草、紫花地丁疏肝理气，清热解毒散结。经后期，以清热凉血解毒为法，五味消毒饮合桃红四物汤加减。这种分期而治的方法，既促进了痤疮的消退，亦达到了调经的目的，相得益彰。

医案 37　苦参汤外洗治疗肛周湿疹案

【基本资料】

谭某，男，时年 71 岁，于 2020 年 10 月 26 日初诊。

【发病过程】

于今年 2 月份前始出现肛周红斑、丘疹，伴瘙痒，曾至外院诊治，拟诊：肛周湿疹，经中西医治疗仍症状反复，患者不胜其烦。

【首诊证候】

肛周红斑、丘疹，伴瘙痒，纳可，二便调。舌淡红，苔黄腻，脉滑数。体格检查：肛周红斑、丘疹，色素沉着，部分皮肤增厚、苔藓样变。

【辨证论治】

中医诊断：浸淫疮。

辨证论治：证属湿热蕴结肌肤；治以清热解毒，祛风燥湿止痒，方用老教授经验方苦参汤。

处方：黄柏30克，苦参30克，荆芥20克。7剂，日1剂，水煎，坐浴。

【随诊过程】

二诊(10月29日)：肛周红斑、丘疹稍减少，瘙痒减轻。守上方，7剂，坐浴。

三诊(11月12日)：药后湿疹好转，瘙痒不甚。守上方，7剂，继续坐浴治疗。

四诊(11月19日)：肛周湿疹基本消失，继续守上方，7剂。

【按语】

湿疹之发病，因于内有湿浊，外界湿热病邪乘虚侵入人体，与内湿相聚，湿热之邪熏于肌肤，经络阻滞，气血不和。湿性黏腻、缠绵，湿郁热蕴，若失治误治，或正气不足，则迁延难愈。

本案患者湿疹反复发作，终成顽固性湿疹。老教授以自拟苦参汤外洗治之，既避免口服药损伤脾胃，药物又可直达药所，起效更快。上3味煎汤浸泡患处，每天20～30分钟，使增厚或有苔藓样变的皮肤充分湿润，去除增厚的皮屑。本例患者坚持用药4周，就使困扰8个月的肛周湿疹得以痊愈。

医案38　加味血府逐瘀汤治疗带状疱疹后遗症案

【基本资料】

梁某，男，时年75岁，于2013年6月24日初诊。

【发病过程】

患者3个月前始右胸部疼痛不适，伴皮肤灼热，继而红斑上出现集簇的粟粒绿豆大小水疱，少数为血疱性或丘疹性，水疱结痂后，觉刺痛不适，疼痛呈带状分布。在当地医院治疗，确诊：带状疱疹，经治疗（具体用药不详）水疱已结痂，但疼痛未见明显缓解。

【首诊证候】

右胸部皮疹已消退，疼痛不解，阵发性刺痛，皮肤瘙痒，急躁易怒，失眠多梦，口苦，小便黄，大便干结，舌暗红，苔黄，脉弦。

【辨证论治】

中医诊断：蛇串疮。

辨证论治：证属瘀热阻络；治以活血化瘀，清肝泄热，行气止痛，血府逐瘀汤化裁。

处方：甘草5克，红花10克，赤芍10克，生地黄15克，盐牛膝15克，龙胆草10克，青皮10克，乳香5克，川芎10克，柴胡10克，三七10克，枳壳15克，当归10克，桔梗10克，桃仁10克。7剂，水煎服，日1剂。

【随诊过程】

二诊（7月1日）：上症未减，守上方，7剂。

三诊（7月8日）：服上药后稍好转，二便转调，上方去桔便，加栀子10克、黄芩15克、威灵仙20克、延胡索15克、泽兰15克，加强清肝泻火、理气止痛之功。

四诊（7月15日）：右胸皮肤疼痛明显减轻，皮肤仍瘙痒，继续守上方治疗，7剂。并加荆芥50克、黄柏30克、苦参100克，煎水外洗患处，每天15分钟，以加强清热燥湿止痒之功。

五诊（7月22日）：疼痛继续减轻，皮肤瘙痒稍减，继续守上方，内、外治结合治疗，7剂。

六诊（8月9日）：偶有轻微刺痛，继续守法治疗，7剂。

七诊（9月2日）：基本无疼痛，皮肤瘙痒轻，无口苦、烦躁，舌暗，苔薄白，脉弦细。考虑热邪基本退却，改用疏肝活血，利湿止痛为法：生地黄15克，柴胡15克，当归15克，车前子10克，泽泻15克，泽兰15克，入地金牛15克，威灵仙20克，红花10克，桃仁10克，丹参15克，三七10克，山楂15克。7剂，外洗方同前。

八诊（9月26日）：无右胸皮肤疼痛，仍觉少许瘙痒，口淡，疲倦，上方去柴胡、车前子，加蛇床子15克、白鲜皮15克、生薏仁30克、土茯苓30克、黄芪30克以加强扶正、止痒、利湿解毒。

【按语】

蛇串疮之病因，与肝、肺、脾病变及外感湿热邪毒有关，其遗留之神经痛，可迁延数月至数年不等。本例蛇串疮，是肝经湿热，湿热毒邪未尽，病程日久，气血凝滞不解，不通则痛，故皮疹虽消退而刺痛不解，而急躁易怒，失眠多梦，口苦，小便黄，大便干结，舌暗红、苔黄，脉弦，乃瘀热阻络之象。老教授以血府逐瘀汤合清肝之品，既有龙胆草、栀子、黄芩清泻肝经湿热，又有乳香、红花、赤芍、柴胡、青皮、入地金牛等行气活血、化瘀定痛，清泄湿热余毒之外，又活血化瘀止痛，更配合苦参、黄柏、荆芥外洗清热燥湿止痒，内、外合治而得效。

蛇患疮相当于现代医学的带状疱疹，急性期疼痛剧烈难忍，皮疹消退后的神经痛仍让患者倍感折磨，西医的治疗效果不佳。急性期的火针治疗可令皮肤迅速结痂，缩短病程，减轻患者痛苦，而治疗后续的神经痛，中医的清肝泄热，活血化瘀，利湿解毒，理气止痛等治疗方法更显优势。

医案 39　乌梅丸治疗慢性荨麻疹案

【基本资料】

冯某，女，时年 67 岁，于 2012 年 8 月 6 日初诊。

【发病过程】

患者于 7 个月前始无明显诱因下出现躯干、四肢泛发风团，伴剧烈瘙痒，曾在外院诊治，仍反复发作并渐加重。

【首诊证候】

躯干、四肢散在风团，瘙痒剧烈，搔痒后更甚，夜间尤甚，每天须服氯雷他定 1 片，口苦口淡，烦躁不寐，恶心，纳可，小便调，时腹胀便溏。舌淡胖大，苔黄白腻，脉弦滑无力。体格检查：躯干、四肢散在风团，大小不等，色泽鲜红、潮红或苍白，表面凹凸不平，圆形或椭圆形；皮肤划痕症(+)。

【辨证论治】

中医诊断：瘾疹。

辨证论治：证属阳气不足，湿热内蕴，风邪客于肌肤；治以寒热并用，温阳养血，清热燥湿，祛风止痒，方用乌梅丸化裁。

处方：乌梅10克，黑顺片10克(先煎)，干姜10克，花椒5克，桂枝10克，细辛3克，党参20克，当归10克，黄柏10克，黄连10克，防风10克，地肤子15克，蛇床子15克，苏叶10克(后下)。3剂，水煎服，日1剂。

【随诊过程】

二诊(8月9日)：诉服上药后皮疹、瘙痒稍减，效不更方，守上方，7剂，煎服法同前。

三诊(8月16日)：诉近3天诸症渐减，可隔天服抗过敏药。继续守方治疗，7剂。

四诊(8月23日)：诉近1周皮疹已少，睡眠可，口苦口淡、腹胀便溏明显改善，抗过敏药仍隔天服。察之舌苔转薄黄，考虑患者病情逐步控制，湿热渐退，上方去地肤子、蛇床子、防风、苏叶，黄柏、黄连减量至5克。7剂。

五诊(8月30日)：诉已停用抗过敏药3天，现已基本无皮疹及瘙痒，上方加制首乌30克，加强养血祛风之力。

前后进退治疗2个月，停药后随访2个月无再发。

【按语】

慢性荨麻疹病因复杂，与虚、风、湿热有关。乃因阳气虚卫表不固，风邪外袭，岭南人多素体湿盛，风邪易与湿相合，郁而化热，风湿热搏于肤肌，湿热留恋，风邪难去，反复发作，更伤阳气，形成正虚邪恋，寒热错杂之证。总因阳虚湿热留连，风邪客于肌肤。

本案患者反复发作半年余，阳气本虚，既有烦躁不寐、口苦上热之症，也有口淡、腹胀便溏、恶心、舌淡胖大、脉无力等下寒之症，为阳虚不固，气血不调，湿热内蕴，外感风邪之寒热虚寒错杂之证。治疗上，若纯寒则伤阳，纯温则助火，纯补则留邪。老教授以乌梅丸寒热互用能和其阴阳，补泻兼施能固其虚实，与之正好合拍。急性期在原方基础上加蛇床子、地肤子清热燥湿，祛风止痒；加防风、紫苏叶祛风散寒。共奏温阳固表、养血和营、清热燥湿、散寒消风之功，数月之苦迎刃而解。

此案中，老教授仍以中西医结合治疗，既能快速起效治其标，改善患者症状，增强患者信心，又能以中医辨证施治求其本，减少患者痛苦，待中药起效再逐渐撤药。

医案40　养血祛风法治疗慢性荨麻疹案

【基本资料】

陈某，男，时年26岁，于2014年1月27日初诊。

【发病过程】

患者2年前无明显诱因出现全身性皮疹，伴瘙痒，以头皮、颈项、背部、双侧腰部、臀部、双腘窝、双小腿为甚，夜间症状重，奇痒难忍。曾外院就诊，药后反复。有过敏性鼻炎病史。

【首诊证候】

皮疹多在每晚7~8点发，瘙痒难耐，需每天口服氯雷他定，伴口干，心烦不寐，纳可，二便调。舌质偏红，苔薄白少津，脉沉细。体查：头皮、颈项、背部、双侧腰部、臀部、双腘窝、双小腿皮肤稍肿，有点状红色小丘疹，其中有散在性点状色素沉着，边界不清。

【辨证论治】

中医诊断：瘾疹。

辨证论治：证属血虚风盛；治以养血祛风止痒，方用四物汤合桂枝汤化裁。

处方：熟地黄30克，白芍15克，川芎10克，当归15克，桂枝10克，防风15克，大枣15克，炙甘草5克，白鲜皮15克，地肤子15克，蛇床子15克，黄连5克，黄柏15克，乌梅10克。7剂，水煎服，日1剂。

【随诊过程】

二诊(2014年2月27日)：诉服上药后，近2天皮疹减少，晚上7~8点始发，次晨消退。上方去黄连、乌梅，加山茱萸10克、黄精30克。7剂，煎服法同前。

三诊(2014年3月6日)：皮疹同前，近1周感冒，现仍流黄涕，间咳嗽咯黄痰，舌红，苔薄白，脉浮。查体：咽充血＋，双肺呼吸音清，未闻及干湿性啰音。乃风热外感，肺气不宣，改用疏风清热宣肺之法，桑菊饮加减：甘草 10 克，桑叶 15 克，薄荷 10 克（后下），菊花 15克，桔梗 15 克，芦根 15 克，连翘 15 克，北杏仁 15 克，荆芥 10 克，防风 10 克，苍耳子 15 克。4 剂。

四诊（2014 年 3 月 24 日）：感冒已愈，皮疹减少，晚上 7 ~ 8 点始发，次晨消退，氯雷他定半片可控制，昨晚停药后右前臂有少许皮疹。现偶流涕、喷嚏。予 2 月 27 日方去黄柏，7 剂。

五诊（2014 年 4 月 10 日）：现皮疹仍在晚上 7 ~ 8 点偶发，10 点后自行消退，已停服氯雷他定 2 周，仍鼻塞流浊涕。上方加苍耳子 15 克、辛夷花 15 克祛风散邪通窍，7 剂。

六诊（2014 年 4 月 24 日）：现基本无皮疹，鼻塞流涕、喷嚏减。守上方，7 剂。

七诊（2014 年 5 月 10 日）：皮疹无再发，已无流清涕、喷嚏。随诊未今未再复。继续守法治疗。

【按语】

本案患者营卫失和，卫外不固，复感风邪，风为百病之长，善行而数变，故时发时止。血虚日久则肌肤失养，化燥生风，风气搏于肌肤，则迁延不愈；阴血亏虚，虚热内生，则口干、心烦、失眠，虚热内扰阴分则夜间加重。"治风先治血，血行风自灭"，故治以调和营卫，养血祛风止痒。老教授以桂枝汤调和营卫，四物汤养血活血，白鲜皮、地肤子、蛇床子祛风止痒，黄连清心除烦，黄柏清泻虚火，乌梅滋阴生津解毒，诸药合用，共奏调和营卫，养血祛风之功。

本案在中药治疗过程中，氯雷他定逐步减量，最后停药，是老教授分阶段中西医结合学术思想的体现。

医案 41　养阴和营，活血祛风治疗鱼鳞病案

【基本资料】

梁某，男，时年 16 岁，于 2010 年 1 月 11 日初诊。

【发病过程】

患者自6年前始出现躯干、四肢皮肤干燥,逐渐出现密集灰黑色鱼鳞状鳞屑,下肢严重,伴瘙痒,少汗,在多间医院诊治,确诊:鱼鳞病。经多方治疗未效。其外公有鱼鳞病病史。

【首诊证候】

刻下见:躯干、四肢皮肤干燥、粗糙,双下肢甚,上覆灰黑色鱼鳞状鳞屑,肌肤甲错,瘙痒,舌淡红,苔薄白,脉沉细。

【辨证论治】

中医诊断:蛇身。

辨证论治:证属阴虚血燥,瘀血内阻,肌肤失荣;治以滋阴养血,祛风止痒,活血荣肤,方用桃红四物汤化裁。

处方:猪皮1200克,黑芝麻300克,黄芪450克,当归150克,白芍150防风150克,生地150克,熟地150克,桃仁150克,川芎90克,红花90克,麦冬450克,天冬450克,旱莲草300克,白鲜皮300克,蛇床子300克,地肤子300克,玉竹450克。浓煎三汁,滤去渣,蜂蜜收膏(1个月量)。每天早、晚各1次,每次50毫升,开水冲,空腹服。

【随诊过程】

二诊(2010年3月22日):服上药后皮肤干燥瘙痒和皮肤脱屑好转,舌脉同前,守方,煎膏调配。

三诊(2010年5月6日):皮肤干燥反复,继续守方,煎膏调配。

四诊(2010年7月9日):服上药后皮肤鳞状明显好转,进入夏季后皮肤瘙痒加重,上身皮肤光滑,双下肢明显。舌淡红,苔白,脉沉细。上方生地、熟地、麦冬、天冬、玉竹各加量300克以增强滋阴养血之功,加荆芥150克以加强祛风止痒之功,煎膏调配。

五诊(2010年7月15日):近1周皮肤瘙痒加重,拟养血活血,祛风止痒外洗方:桃仁30克,赤芍30克,玉竹30克,荆芥15克,当归尾30克,川芎10克,首乌藤30克,红花15克。7剂,水煎服,浸洗,每天1次。

六诊(2010年7月22日):皮肤瘙痒较前改善,舌淡红,苔白,脉细滑。膏方同前。长夏当令,湿邪为患,外洗方加黄柏30克以清热燥湿止痒,7剂。

七诊(2010年9月16日)：皮肤鳞状继续好转，入秋后瘙痒加重。加菊花150克、炮山甲150克，加强活血化瘀、祛风止痒之功。煎膏调配。

八诊(2010年12月6日)：服上药后瘙痒明显减轻，皮肤基本无鳞状，脱屑少，继续守上方，煎膏调配。

九诊(2011年3月3日)：现皮肤无鳞状及脱屑，瘙痒轻，稍有干燥，守方，煎膏调配。

十诊(2011年6月23日)：病情稳定，皮肤偶有瘙痒、干燥，继续守方，煎膏调配。

十一诊：2011年10月17日已停药2月余，现皮肤已无瘙痒，稍有干燥，无脱屑，上方去地肤子、蛇床子、荆芥，煎膏调配。

服最后一次膏方后皮肤无干燥、脱屑，夏天可正常穿短衣短裤。随访3年，无再发。

【按语】

鱼鳞病属于中医"蛇身""蛇皮癣"范畴，历代医家对该病的认识，多以血虚、血燥、肌肤失养为主。老教授认为，本案患者外公有同样病史，其属特禀体质，后天失养，致阴血亏虚，日久化燥生风，肌肤失荣，故发本病；阴血亏虚，血行涩滞而成瘀，故肌肤甲错。

老教授立滋阴养血，祛风止痒，活血荣肤为法。本案虽是皮肤之病，实与气血、肺肾相关，且病非一日，服药亦非一时有效，宜缓缓图之。老教授认为，膏方可以纠偏祛病，补治结合，且药力缓和，效果持久，亦非只在秋冬季可服。

本案以皮肤为病，肺外合皮毛，故方中以猪肤甘、微寒，入手太阴肺经，和血脉，润肌肤为主药；黑芝麻甘、平，补肝肾、益精血；生地、熟地滋阴养血，补肾填精，共为君药。当归、白芍、天冬、麦冬、旱莲草滋阴养血润燥，黄芪健脾益气，既滋生化之源，亦能滋养肺金，共为臣药；白鲜皮、地肤子、蛇床子、防风祛风止痒，川芎、桃仁、红花行气活血化瘀为佐药。诸病共奏滋阴养血、祛风止痒、活血化瘀之功。五诊时皮肤瘙痒加重，加用养血活血，祛风止痒之剂外洗，以期通过内外治结合，加强疗效。七诊时加炮山甲，取其善于走窜，性专行散，能活血祛瘀、解毒通络，菊花平肝抑肝、疏风。药证合拍，患者前后服食膏方十料，故得良效。

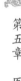

医案42 知柏地黄汤治疗过敏性紫癜案

【基本资料】

李某，男，时年6岁，于2013年10月28日初诊。

【发病过程】

患儿3个月前无明显诱因出现双小腿皮肤紫红色斑点，间有轻微疼痛，无发热、头痛、关节痛，未经处理，近来斑点增多，遂来求诊。

【首诊证候】

双胫前皮肤散在紫红色斑，小者如针尖，大者如黄豆，双胫前散在淡红色皮下瘀点及瘀斑，压之不褪色，无关节疼痛，无腹痛，口干，夜寐不安，无肉眼血尿，大便干结。舌红，苔薄黄，脉细数。血、尿常规：正常。

【辨证论治】

中医诊断：紫斑。

辨证论治：证属阴虚火旺，迫血妄行；治以滋阴清热，凉血止血，方用知柏地黄汤合二至丸化裁。

处方：熟地黄15克，茯苓10克，山茱萸10克，山药15克，牡丹皮10克，泽泻10克，女贞子15克，墨旱莲10克，黄柏5克，地肤子10克，蛇床子10克，血余炭10克，鸡内金10克，山楂炭10克，水牛角30克（先煎）。3剂，水煎服，日1剂。

【随诊过程】

二诊（11月4日）：药后紫斑减少，颜色变淡，大便转调，效不更方，守上方，7剂，煎服法同前。

三诊（11月21日）：紫斑全消，睡眠好转，舌质偏红，苔薄白，脉细。考虑紫斑消退，血热已静，去黄柏、地肤子、蛇床子、血余炭、山楂炭，加阿胶5克（烊化）、金樱子10克，7剂。

四诊（11月28日）：无新发紫斑，眠可，纳可，二便调。守上方，7剂。

五诊（12月5日）：腹胀，纳呆，大便黏腻不爽，考虑熟地黏腻太过，有碍运化，去熟地，加山楂 20 克、黄精 10 克，7 剂。

【按语】

"发斑，热炽也。"本案患儿散在紫斑，口干，夜寐不安，大便干结，舌红，苔薄黄，脉细数，乃虚阴火旺，内热扰络，血溢于外故也。老教授立滋阴降火，凉血止血之法，以知柏地黄汤合二至丸滋阴降火，加水牛角清热凉血，山楂炭收涩止血。老教授临证强调辨病与辨证相结合，故加用具有抗过敏作用的蛇床子、地肤子，对应过敏性紫癜的治疗。小儿脾胃薄弱，加鸡内金开胃消食，以防大队滋阴药阻碍脾胃运化。三诊紫斑消退，虚火渐降，去黄柏、地肤子、蛇床子、血余炭、山楂炭，加阿胶、金樱子滋阴养血，补肾涩精以治其。

医案 43　血府逐瘀汤治疗经行腹痛案

【基本资料】

邓某，女，时年 37 岁，于 2013 年 6 月 6 日初诊。

【发病过程】

患者 2 年前始出现经行小腹胀痛，以月经第一、二天为主，月经量少，色暗红，夹血块，排出血块后疼痛减轻，伴乳房胀痛，心烦不得眠，易怒，颧部黄褐斑逐渐增多。

【首诊证候】

乳房胀痛，心烦，难入寐，纳可，二便调。末次月经 5 月 11 日。舌淡暗尖红，舌底瘀丝，苔黄白，脉沉细弦。

【辨证论治】

中医诊断：经行腹痛。

辨证论治：证属气滞血瘀；治以疏肝理气，活血化瘀，方用血府逐瘀汤化裁。

处方：红花 5 克，桃仁 10 克，赤芍 15 克，生地 15 克，川芎 10 克，柴胡 10 克，枳壳 15 克，当归 10 克，桔梗 10 克，牛膝 15 克，甘草 5 克，土鳖虫 10 克，益母草 20 克。7 剂，日 1 剂，水煎服。

【随诊过程】

二诊（6月20日）：诉月经于6月11日至，下腹隐痛稍减，腰酸、乳房胀痛减，经色暗红，血块减少，月经已净，经后自觉睡眠改善，舌脉同前。改以健脾化湿，疏肝解郁法治疗。7剂，煎服法同前。

三诊（7月4日）：考虑月经将至，守初诊方，7剂。

四诊（7月11日）：7月10日月经至，经前乳房胀痛轻，下腹隐痛、腰酸较上月减轻，经量增多，血块较上月减少。

嘱其经前1周服药，先后治疗3个月，9月份已再无经行腹痛，察其颧部黄褐斑颜色变淡。

【按语】

经行腹痛之发生，总不离虚、实两端，虚者，"不荣则痛"，即气血亏虚或肝肾亏损；实者，"不通则痛"，即气滞血瘀、寒凝血瘀或湿热瘀阻。本案患者经行小腹胀痛，伴乳房胀痛、心烦不寐、易怒、经色暗夹血块，舌暗、舌底瘀丝，脉沉细弦，乃肝郁气滞，瘀阻胞宫。老教授以血府逐瘀汤加土鳖虫、益母草治之，使肝气得舒，瘀血得行，气血调和，通则不痛。于经前1周开始用药，因势利导，使瘀血随月经而出，事半功倍。而伴随诸症皆由肝气郁结而起，故气滞得行，瘀血得化，诸症悉减，乳房胀痛、不寐、黄褐斑等症亦随之减轻。

医案44　血净饮治疗经期延长案

【基本资料】

陈某，女，时年26岁，于2014年2月13日初诊。

【发病过程】

患者末次月经2月3日，第一天小腹胀痛，无乳房胀痛，经量多，色暗红，夹少许血块，月经至今未净。既往月经规律，（4～5）/（28～35），间有经行腹痛。

【首诊证候】

月经仍未净，量已减少，色暗红，无夹血块，头晕轻，无小腹疼痛，夜寐多梦，偶有头晕，纳可，二便调。舌尖红，边紫暗，苔薄白，脉细涩。

【辨证论治】

中医诊断：经期延长。

辨证论治：证属瘀血内阻；治以化瘀止血，方用老教授经验方血净饮加味。

处方：血竭 5 克，三七 10 克，阿胶 15 克（烊化），当归炭 15 克，血余炭 15 克，生地黄 15 克，熟地黄 15 克，黄柏 5 克，黑米醋 150 毫升。3 剂，日 1 剂，水煎服。

【随诊过程】

二诊（2 月 16 日）服上药出血止，改为益气和血为治。嘱其经前 1 周再复诊，拟服活血化瘀通经之剂。

【按语】

经期延长之证，因于气虚不摄；或阴虚内热，热扰冲任，冲任不固；或湿热之邪蕴结冲任，扰动血海，血海不宁；或瘀血阻于冲任，新血难安。本案患者行经 10 天未净，伴小腹疼痛，色暗夹血块，舌边紫暗，脉涩，知是瘀血内阻，血不归经。老教授以自拟血净饮为基础，加当归炭、血余炭、生地黄、熟地黄、黄柏，共奏化瘀止血、养血和血之功，瘀血得去，血得归经而血自止。在经净后再予辨证用药，经前期再予活血化瘀通经之剂，因势利导，使瘀血随经水而出，则再无瘀血致病之虞。

经期延长为妇科之常见病，相当于现代医学的黄体萎缩不全者、盆腔炎症、子宫内膜炎、子宫憩室等，西医无非是止血、缩宫素等治疗，往往效果并不理想，中医则是从气血失和论治。本案因血瘀而致出血不止，血净饮化瘀止血而生新血。拟经前再予活血通经之剂，顺应胞宫之藏泻，因势利导，使瘀血从经血而出，再无经血延长之忧。

医案 45　妙用椿根皮治疗带下案

【基本资料】

黎某，女，时年 27 岁，于 2016 年 10 月 20 日初诊。

【发病过程】

患者 2 个月前始出现白带增多，质稠，如豆腐渣样，伴外阴瘙痒，甚则坐卧不宁，寝食难安，经前尤甚，曾至佛山市中医院妇科求治，拟诊：念珠菌性阴道炎，经外用、内服药治疗仍症状反复。

【首诊证候】

白带如豆腐渣样，量多，外阴瘙痒，腰酸，夜寐可，二便调。舌淡，苔黄腻，脉滑。

【辨证论治】

中医诊断：带下病。

辨证论治：证属脾虚不运，湿热下注；治以温运脾阳，清热利湿止带，方用四妙散合五苓散化裁。

处方：苍术 15 克，盐牛膝 15 克，黄柏 15 克，生薏仁 30 克，桂枝 5 克，泽泻 15 克，猪苓 15 克，茯苓 15 克，白术 15 克，椿根皮 30 克，乌药 15 克。4 剂，日 1 剂，水煎服。

苦参 80 克，黄柏 30 克，荆芥 20 克。4 剂，日 1 剂，煎汤坐浴，日 1 次，每次 15 分钟。

【随诊过程】

二诊（10 月 24 日）：症状好转，白带较前减少，守上方，7 剂，煎服法同前。

三诊（11 月 17 日）：带下量减少，质稠色白，无下阴瘙痒，烦躁失眠，咽痛。舌淡尖红，苔白，脉细滑。上方去桂枝，加黄芪 30 克、黄连 5 克，6 剂。

【按语】

带下，女子生而即有，乃肾气充盛，脾气健运，任脉通调，带脉健固之征，带下量、色、质、气味之异常方为病。凡病带下者俱是湿证。本案患者舌淡、带下色黄白，脉滑，乃脾虚不运，湿热下渗于带脉，带脉失约而成本病。

老教授以五苓散合四妙散治之，既能清热利湿治其标，又能温阳以复脾运治其本；乌药温肾助其气化；妙在椿根皮之用，如画龙点睛，取其味苦、涩，性微寒，既能清热燥湿，又能收敛止带。诸药合用，使阳得温，气化行，湿浊化，带自止。老教授擅用椿根皮治疗带下病，认为无论寒热虚实，辨证分型下皆可用。本案中，老教授还用自拟之苦参汤煎汤坐浴，清热燥湿而治其标。

　　带下病多见于现代医学的各种妇科炎症，以霉菌性阴道炎最为缠绵反复，甚至经年不愈。念珠菌为机会致病菌，有少部分妇女阴道中有此菌寄生，但菌量少而不致引起症状，只有免疫大量繁殖而致病，这与中医之理论不谋而合。脾虚运化失司，聚湿下注，任、带失约而成；或肾阳不足，气化失司，带脉失约，任脉不固，多是本虚标实之证。老教授认为，西医长期或反复使用抗真菌药物或阴道冲洗等易致耐药，以及人为改变阴道正常生理环境，更易使病迁延反复，提高抗病能力是本病治疗的其中一个关键。正因为中医既能清热燥湿止带治其标，又能健脾运脾、补肾温阳、滋肝益肾治其本，所以更有治愈的优势，而且中药和食物一样源于大自然，毒副作用少，没有耐药性，可以持续运用直至根治。老教授擅用之椿根皮，苦能燥湿，涩能收敛，寒能清热，配合辨证，确能增强临床疗效。

医案46　济生肾气丸治疗念珠菌性阴道炎案

【基本资料】

冯某，女，时年38岁，于2012年10月25日初诊。

【发病过程】

患者近半年出现白带量增多，如豆腐渣样，伴外阴瘙痒，经前尤甚，至外院妇科求治，确诊念珠菌性阴道炎，经中西医内服、外用治疗，仍反复不愈。

【首诊证候】

带下量多色黄，外阴瘙痒，夜寐不宁，多梦，腰骶酸软，畏寒肢冷，口舌生疮，纳可，二便调。末次月经10月23日，色淡量少，已净，经前头痛，睡眠易醒。舌淡尖红，苔白，脉濡，尺弱。既往有2次人流史。

【辨证论治】

中医诊断：带下病。

辨证论治：证属肾气亏虚，湿热下注；治以温肾化气，清热利湿止带，方用济生肾气丸化裁。

处方：熟地 15 克，山茱萸 15 克，山药 15 克，茯苓 20 克，泽泻 10 克，牡丹皮 10 克，黑顺片 20 克(先煎)，肉桂 3 克(焗)，车前子 20 克，怀牛膝 15 克，生苡仁 30 克，海螵蛸 30 克，土茯苓 30 克。4 剂，水煎服，日 1 剂。

【随诊过程】

二诊(10 月 29 日)：诉服上药后腰酸稍缓，舌脉同前，守上方，7 剂。

【按语】

清代傅山认为，带下俱是湿证，带脉不能约束而有此病。带脉约束纵行躯干的冲脉、任脉、督脉、足少阴肾等 9 条经脉，患者 2 次人流，肾气受损，肾主封藏，肾气虚则气化失常，津液不化而变为湿邪，下渗于带脉，带脉失约而成本病。湿郁成热，故带下色黄。肾阳不足，故腰酸、畏寒，火不归元，故口疮、不寐。故宜标本兼治，以温阳化气，清热利湿止带为法。在温阳化气利水之济生肾气丸基础上加生苡仁渗湿、土茯苓利湿去热，妙在海螵蛸，味咸、涩，归肾经，能固精止带，使肾阳得温，气化得行，湿浊得化，精固带止而效。

医案 47 益气养血固冲法治疗产后恶露不绝案

【基本资料】

何某，女，时年 27 岁，于 2016 年 8 月 11 日初诊。

【发病过程】

患者平时月经规律，5/(28~30)，6 月 27 日顺产一子，产后恶露至今未尽。

【首诊证候】

面色稍苍白，气短，偶有头晕，恶露量少，色淡红，质稀，无夹血块，无小腹疼痛，无心悸，纳可，二便调。苔淡，苔薄白，脉细弱。

【辨证论治】

中医诊断：产后恶露不绝。

辨证论治：证属气血亏虚，冲任不固；治以补气养血，固冲止血，方用四物汤化裁。

处方：熟地黄 30 克，白芍 15 克，川芎 10 克，当归炭 15 克，血竭 5 克，三七 10 克(先煎)，女贞子 15 克，血余炭 15 克，黄芪 30 克，艾叶炭 10 克，炮姜 10 克。4 剂，水煎服，日 1 剂。

【随诊过程】

二诊(8 月 15 日)：恶露已尽，头晕、气短减，改用归脾汤益气养血收功。

【按语】

产后恶露不绝，无非冲任为病，气血不和，多为气虚、血瘀、血热所致。本案患者产后正气不足，气血未复，气虚下陷，冲任不固，不能摄血，故恶露不绝。血虚不能荣养四肢百骸、五官九窍，故面色苍白、头晕、气短，而舌淡、脉细弱亦是气血亏虚之象。

"不可轻而用固涩之剂，造成败血聚内，后患无穷"。老教授四物汤加黄芪补气养血以治其本，黄芪善能补气摄血，加当归炭、艾叶炭、血余炭、炮姜温经收涩止血，女贞子既入血海益阴血，又入肾除热补精，以防芎、归辛温走窜致血府不宁。妙在血竭、三七之用，血竭甘、咸，甘主补，咸主消，能散瘀血、生新血，三七味甘、微苦，善能止血、化瘀，止血而不留瘀。诸药合用，共奏益气养血、固冲止血之功，而无留瘀之弊。

医案 48　健脾补肺固表法
治疗小儿咳嗽变异性哮喘案

【基本资料】

梁某，男，时年 3 岁，于 2015 年 6 月 4 日初诊。

【发病过程】

患儿自 2014 年 5 月始出现少许咳嗽，随后逐渐增多，晨起明显，剧烈运动则诱发。曾先后在佛山市妇幼保健院、佛山市一医院及我院呼吸科就诊，去年 12 月始吸入辅舒酮治疗(125 微克，每天 2 次)后症状稍减，但咳嗽不愈。

【首诊证候】

现仍咳嗽，晨起明显，剧烈运动、大笑均易诱发，咯少量白痰，晨起喷嚏，鼻痒，纳尚可，二便调，舌质淡，苔白，脉细。发作至今暂未闻及喉中哮鸣声。有过敏性鼻炎病史。面色㿠白，双肺呼吸音清，未闻及干湿性啰音。本院呼出气一氧化氮浓度：31.7 十亿分之分数。

【辨证论治】

中医诊断：咳嗽。

辨证论治：证属肺气虚；治以健脾补肺固表，方用老教授自拟经验方小儿健脾补肺方化裁。

处方：太子参 10 克，白术 5 克，茯苓 10 克，甘草 5 克，法半夏 5 克，陈皮 3 克，桂枝 3 克，白芍 10 克，大枣 10 克，鸡内金 10 克，山楂 10 克，炙黄芪 10 克，黄精 10 克，防风 5 克。4 剂，日 1 剂，水煎服。

【随诊过程】

二诊（6 月 8 日）：药后咳嗽明显减少。效不更方，继续守上方，7 剂，煎服法同前。

三诊（6 月 18 日）：其父欣喜相告，患儿 1 年来只有近 2 天无咳嗽，纳增。守方 7 剂。

四诊（6 月 25 日）：今早干咳，鼻痒。守方 7 剂。

五诊（7 月 2 日）：无咳嗽，鼻痒，守方 7 剂。

六诊（7 月 16 日）：无咳嗽，偶喷嚏。守方，7 剂。

【按语】

本案患儿脏腑娇嫩，形气未充，藩篱不密，易于感受外邪，肺失宣降而咳嗽。咳嗽日久，子病及母，脾气亦虚。脾虚生化乏源，肺脏失于滋养，肺脾两脏相互影响，每因外邪而引发，故反复难愈。虽经表面激素治疗仍未见控制临床症状。老教授立培土生金之法，予自拟之经验方小儿健脾补肺汤，取意四君子汤、异功散、玉屏风散、桂枝汤等综合化裁而成，另加鸡内金、山楂消食导滞，一者顺应小儿脾胃虚弱，易致积滞，二者使补而不滞。使脾运得健，肺气得固，藩篱密，咳嗽自止。此类咳嗽患儿并不少见，在急性期以祛风宣通为法，缓解期补益脾肺，和营固表，提高自身免疫功能，才能有效控制本病的反复发作。

医案 49　健脾补肺汤治疗小儿反复呼吸道感染案

【基本资料】

林某，男，时年 4 岁，于 2012 年 12 月 6 日初诊。

【发病过程】

患者半年前始感冒后咳嗽咯黄稠痰，经治痊愈，此后反复感冒，每月 1 次，汗多，遇风即喷嚏、流清涕。患者母亲诉其胃纳甚佳，食不知饱，每于感冒前有口臭、大便干结之症。

【首诊证候】

偶咳嗽，伴痰声少许，咽喉不适，口臭，眼眵多，纳可，大便干结，汗多，活动后尤甚。舌尖红，舌苔中部白厚，脉细。体查：双肺呼吸音清，未闻及干湿性啰音。

【辨证论治】

中医诊断：咳嗽。

辨证论治：证属肺脾气虚挟滞；治以补益肺脾，益气固表，化痰消食，方用自拟经验方小儿健脾补肺汤化裁。

处方：甘草 5 克，茯苓 10 克，白术 5 克，陈皮 5 克，太子参 10 克，大枣 10 克，黄芪 10 克，五味子 5 克，防风 5 克，川贝母 5 克，桂枝 5 克，白芍 5 克，鸡内金 10 克，布渣叶 5 克，山楂 10 克，苏叶 5 克（后下）。7 剂，水煎服，日 1 剂。

【随诊过程】

二诊（12 月 27 日）：家属代诉患儿已无咳嗽，口臭已减，大便调和，视其舌苔白厚已减，知其积滞渐消，守上法，去川贝，7 剂，煎服法同前。

三诊（2023 年 1 月 14 日）：无不适，守上方，7 剂。

四诊（1 月 20 日）：患儿出现鼻塞流涕，间咳嗽伴少许痰声，无咽痛，无寒热，夜寐不安，口臭，纳少，二便尚调。舌红，苔薄白，脉浮略数。体查：咽充血＋＋，双扁Ⅰ度肿大，双肺呼吸音清，未闻及干湿性啰音。考虑为风热表证，治以辛凉疏解，宣肺止咳，桑菊饮化裁。处方：甘草5克，薄荷3克(后下)，菊花10克，桔梗10克，芦根10克，连翘10克，北杏10克，浙贝母10克，冬瓜仁15克，鸡内金10克，淡竹叶5克，炒神曲10克。3剂，水煎服，日1剂。

五诊(1月27日)：服药后上症已罢，舌淡红，苔略厚，守二诊方继续治疗，7剂。

嘱患儿家长适当控制其食量，若出现口臭、大便干结、烦躁时，可予陈皮白粥清理肠胃。如此坚持调理2个月，感冒、咳嗽渐少。

【按语】

本例年幼脏腑薄，藩篱疏，易于感受外邪。且小儿脏腑娇嫩，形气未充，脾常不足，而其却胃纳甚佳，食不知饱，常为饮食所伤，口臭、舌苔中部白厚便是明证。积滞在里，脾气受损，致脾失健运，聚湿生痰上贮于肺而为咳嗽；脾既不足，土不生金，肺气更虚，更易为外邪所伤。实乃肺卫虚，肠胃积滞，外感六淫之邪而发。老教授宗"四季脾旺不受邪"之意，立培土生金之法，以陈夏六君子汤合玉屏风、桂枝汤之意，使脾得健运，肺气得固，加川贝清热化痰，苏叶祛风散邪，加消食导滞之品以消除诱因，故行之有效。

本案治疗过程中，治以培土生金为主，消食导滞贯穿其中，足见胃肠积滞在小儿疾病中的重要性，食少固然生化乏源，多食亦碍脾胃运化，过犹不及也，然当今社会前者少矣。

医案50　小儿积滞案

【基本资料】

刘某，男，时年6岁，于2014年7月24日初诊。

【发病过程】

患者素恣食不知饥饱，1个月前始出现食量减少，脘腹胀满，烦躁哭闹，口臭，无低热，无嗳腐吞酸，大便硬臭，小便黄。

【首诊证候】

烦躁，纳少，口臭，磨牙，大便干结，脘腹胀满，小便黄，无寒热。舌尖红，苔白厚，脉滑。腹平软，全腹无压痛，肠鸣存。

【辨证论治】

中医诊断：积滞。

辨证论治：证属心肝火盛，饮食内积；治以化积消食，清心平肝，方用老教授经验方小儿积滞方。

处方：白芍10克，山楂10克，麦芽15克，谷芽15克，生苡仁10克，独脚金5克，淡竹叶5克，灯芯草2克，布渣叶5克，钩藤10克（后下），炒神曲10克，鸡内金10克，罗仙子5克，甘草5克。7剂，日1剂，水煎服。

【随诊过程】

二诊(7月31日)：家长代诉药后诸症悉减，大便转调，舌苔转薄，效不更方，守上方，7剂而愈。

【按语】

《证治准绳·幼科·宿食》云："小儿宿食不消者，胃纳水谷而脾化之，儿幼不知撙节，胃之所纳，脾气不足以胜之，故不消也。"积滞之发病，内因脾胃不足，外因喂养不当，或小儿食不知饱，或家长喂食过度，食停中脘；或过食生冷，治疗过程中西医大量抗生素、清热解毒中药的使用，易使阳气受损，脾胃失运而成积。积滞有实积或虚积之分。

本案例喂养不当，致肠胃积滞，久而化热，故见烦躁，纳少，口臭，磨牙，大便干结，脘腹胀满，小便黄，舌尖红，苔白厚，脉滑，实积无疑。"积者消之"，治以消食化滞，清心平肝之法，用方老教授之经验方而取效。

"哑科"之平时调理，临证务必先观其舌苔、面色，闻其口气，察其二便闻其味，一旦口气、二便有异，当即消导运脾，否则很容易引起呼吸道感染。同时，还须清淡饮食，控制食量，所谓"四时欲得小儿安，常要三分饥与寒"。

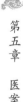